高等职业教育新形态精品教材

药 物 化 学

主　编　陶　卿　孙富杰
副主编　黄　东　黄春雪
参　编　谢　威　潘勤春　覃晓玲
　　　　付兴丽　陆　璐
主　审　梁伟夏

北京理工大学出版社
BEIJING INSTITUTE OF TECHNOLOGY PRESS

内 容 提 要

本书为理论与实践融合的新型教材，主要内容包括常用化学药物的分子结构、理化性质、典型药物的应用、构效关系，药物合成与质量控制，以及药品服务等。本书以教育心理学原则为依据，将各类常用药物的上述内容按难易程度归类为基础篇、提高篇和综合篇三个模块。各类药物的分子结构、理化性质和典型药物的应用作为基础篇，要求学生必须熟练掌握；化学药物的构效关系是本书的难点，属于提高篇；综合篇主要介绍综合性实践内容，侧重于操作，包括药物合成与检测，以及与"1+X"职业技能等级证书相关的药品服务内容。各模块以项目化方式组织教学内容，每个项目包含学习目标、情境导入、情境解析、知识拓展、思维导图、习题等环节。

本书主要作为药学、药品经营与管理、药品服务与管理等专业教材，也可作为相关行业从业者的参考用书。

图书在版编目（CIP）数据

药物化学 / 陶卿，孙富杰主编. --北京：北京理工大学出版社，2023.8

ISBN 978-7-5763-2886-8

Ⅰ.①药… Ⅱ.①陶… ②孙… Ⅲ.①药物化学－高等学校－教材 Ⅳ.①R914

中国国家版本馆CIP数据核字(2023)第175134号

责任编辑：封　雪　　　　　文案编辑：毛慧佳
责任校对：刘亚男　　　　　责任印制：王美丽

出版发行 / 北京理工大学出版社有限责任公司

社　　址 / 北京市丰台区四合庄路 6 号

邮　　编 / 100070

电　　话 / (010) 68914026（教材售后服务热线）

　　　　　　　(010) 68944437（课件资源服务热线）

网　　址 / http：//www.bitpress.com.cn

版 印 次 / 2023 年 8 月第 1 版第 1 次印刷

印　　刷 / 河北鑫彩博图印刷有限公司

开　　本 / 787 mm × 1092 mm　1/16

印　　张 / 13

字　　数 / 290 千字

定　　价 / 65.00 元

图书出现印装质量问题，请拨打售后服务热线，负责调换

出版说明

《国家职业教育改革实施方案》《高等学校课程思政建设指导纲要》《关于推动现代职业教育高质量发展的意见》等一系列重要指导性文件的出台，确立了我国职业教育的战略地位，为职业院校的发展指明了方向。党的二十大报告提出"加强教材建设和管理"的明确要求，为新时代新征程教材工作指明了前进方向、提供了根本遵循。为全面贯彻国家教育方针，深化"三教"（教师、教材、教法）改革，经深入调研论证，北京理工大学出版社启动了本书的出版工作。

本书的编写坚持紧紧围绕全国高等学校药学类高职教育和人才培养目标要求，突出药学类专业特色，对接教育部"1+X"职业技能等级证书考试，按照国家卫生健康委员会等相关部门及行业的用人要求，在继承和巩固同类教材建设成果的基础上，按照"紧扣学情、够用为度、课政融通、工学结合"的原则编写。

本书具有以下特点：

（1）"循序递进"：摒弃了传统药物化学教材以药物类别分章，在各章中按化学结构、理化性质、构效关系的顺序对内容进行编排的做法，代之以按内容类型划分出基础篇、提高篇、综合篇三个模块，并按由易到难、循序递进的方式对内容进行编排，使其更符合教育认知规律，匹配学生学情。

（2）"岗课证一体"：以工作过程为导向，创建与应用情境相近的学习情境，从典型职业工作任务中开发出适合教学使用的学习任务，围绕任务组织课程知识，融入"1+X"职业技能等级证书标准与岗位职责，注重职业素质教育和培养可持续发展能力，以确保岗课证融通。

（3）"校企双元合作"：秉持"产教融合、工学结合"的理念，由校企"双元"共同组成教材开发团队，在充分分析所依托产业的基础上，分析岗位所需工作能力和面临的工作任务进行课程构建，把行业新产品、新标准和新规范融入课程内容；校企合作，引入实际案例，并对案例进行分析，以提高学生理论联系实际和分析解决问题的能力。

（4）"课程与思政深度融合"：全面贯彻党的教育方针，落实立德树人根本任务。深入挖掘提炼课程思政元素，与课程知识有机融合，坚持灌输与渗透相结合、历史与现实相结合，在传授知识和培养职业技能的同时，也进行思想引领，强化科学伦理教育；注重培养学生的职业道德、工匠精神、创新能力，为学生的可持续发展奠定良好的基础。

（5）"以学生为主体，以教师为主导"：以学生为主体，从学生的视角对工作任务提出问题，遵循教育规律和认知规律，由教师主导并引领学生掌握解决问题的方法。注重学生在解决问题时的主体性和参与性，着力培养学生的自主探究精神和协作能力，强调教师在教学过程中的主导作用，坚持由教师设计并决定教学的方向、内容、方法、组织和立场；重视教师对学生的引领作用。

在本书的编写过程中，全体编写人员以高度负责的精神、认真严谨的态度付出了巨大的努力，也得到了的合作企业大力支持，从而使本书得以如期出版。编者在此对所有单位及编写人员表示诚挚的谢意！

编　者

前　言

为了更好地适应新形势下我国医药卫生事业发展、新时代技能型人才培养的需要，促进"三教"改革编者编写本书。在本书编写中，全面落实立德树人、培根铸魂的根本任务，课程思政贯穿始终，充分体现校企合作、工学结合的现代职业教育理念，整体优化教材内容和结构，将教学资源数字化、在线化，实现教材内容线上、线下的有机融合。

本书为理论与实践一体化、校企"双元"合作开发教材，在课程体系中起承上启下作用，衔接着相关基础课程与专业课程。本书按"实用为主，够用为度"的标准选取内容，对接执业药师资格考试、教育部"1+X"职业技能等级考证大纲和工作岗位实际，确保"岗课证"融通；注重对学生进行思想引领，强调科学伦理教育，着力培养学生敬畏生命的精神品格、职业道德、职业技能及工匠精神和创新意识。

本书在广泛征求和听取教学一线教师的意见与建议的基础上，结合学情、认知规律和现状，对内容进行了编排。本书将内容分为基础篇、提高篇和综合篇三个模块。基础篇包含各类化学药的分子结构、理化性质、合成制备以及典型药物的应用。提高篇汇集了各类药构效关系的内容，构效关系是药物化学的教学难点，故而单独汇集成章。综合篇包括药物的合成和药品服务，对接药品生产和药品销售，属于实践内容采用活页式教材的编写方式，强调与工作过程的融通及协作意识和能力的培养。基础篇将"解热镇痛药与非甾体抗炎药物"放在前面，与大众用药的情形对应；其后是抗感染药物（包括合成抗感染药物和抗生素），降血糖药物单独成章，神经系统药放在比较靠后的位置，对应当前药物使用现状。每章列出了学习目标，包括知识目标、能力目标和素质目标；在"情境导入"栏目给出案例，引导学生围绕工作情境学习；在"情境解析"栏目中回应开头，对案例进行分析，帮助学生巩固和总结；相关知识及思政素材在"知识拓展"栏目中展现；最后，以思维导图模式梳理各章的知识脉络，帮助学生构建知识体系。综合篇由五个项目组成，学生可根据各自的实际需要选择学习。

本书由陶卿、孙富杰担任主编，并负责全书的统稿和审定工作；由黄东、黄春雪担任副主编；谢威、潘勤春、覃晓玲、付兴丽、陆璐参与编写；由梁伟夏主审。具体分工如下：陶卿、潘勤春编写第二章、第三章和第十一章，孙富杰编写第一章、第十二章和第十三章的"阿司匹林合成"，黄东、陆璐编写第五章和第六章，谢威编写第四章和第十三章的"旋光异构体拆分""对乙酰氨基酚制备",付兴丽编写第七章、第八章,覃晓玲编写第九章、第十章和第十三章的"药品服务",黄春雪编写全书"情境导入"栏目中案例。

由于编者水平有限,书中难免存在疏漏之处,恳请广大读者批评指正。

编　者

目　录

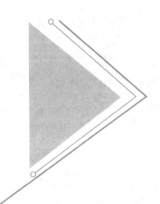

基础篇

第一章　绪论

◎ **学习目标**

　　知识目标：掌握药物化学课程内容、化学药物常用基本结构。

　　能力目标：能够归纳整理、自主学习。

　　素质目标：培养刻苦钻研的学习态度，具备能够进行辩证思维的职业素养。

◎ **情境导入**

　　张某因喉咙不舒服到医院就诊。医生诊断其为呼吸道感染，并开出药方，其中有阿莫西林胶囊。张某持方来到零售药店购药，看到药盒上印着"阿莫西林胶囊"，左上方还有"阿莫灵"字样。再阅读说明书，看到"药物化学名：（2S，5R，6R）-3,3-二甲基-6-[（R）-（一）-2-氨基-2-(4-羟基苯基)乙酰氨基]-7-氧代-4-硫杂-1-氮杂双环[3.2.0]庚烷-2-甲酸"。对此，张某感到很疑惑：一种药怎么有好几个名字？到底哪个名字才是对的？

一、认识药物化学

（一）药物化学的学习内容和任务

　　药物化学是一门发现与发明新药、阐明药物化学性质、研究药物化学结构与生物活性之间关系的综合性学科，主要学习内容包括化学药物的化学结构、理化性质、构效关系、合成制备等。

　　药物化学的研究对象是化学药物，早期以化学学科为主导，研究内容包括天然药物和化学药物的性质、制备方法和质量检测等。现代药物化学则是以化学学科与生物学科互相渗透为主要特征的一门综合性学科，涉及生物学、医学和药学等各个学科，研究内容扩展到药物的化学结构与生物活性之间的关系、药物在体内的代谢过程、药物进入体内后的生物效应、药物分子在生物体中作用的靶点，以及药物与靶点结合的方式。

　　基于研究对象和学科特点，药物化学的主要任务有以下三点。

　　1. 为有效利用现有化学药物提供理论基础

　　研究药物的化学结构与理化性质、化学稳定性、药效之间的关系及变化规律，为药物的贮存与保管、剂型的选择与制备、药物分析方法的确立、临床合理用药及配合等奠定必要的化学理论基础。

　　2. 为化学药物的生产提供经济合理的方法和工艺

　　研究化学药物的合成原理，选择和设计适合我国国情的生产工艺路线和条件，提高药物合成水平，改进合成路线和工艺，降低生产成本，获取更大的经济效益是药物化学的另一项基本任务。由此形成药物化学新的分支学科——化学制药工艺学。

3. 寻求优良新药，不断探索研究开发新药的途径与方法

通过多种途径和方法来寻找、发现具有进一步研究开发前景的先导化合物，对其进行结构改造和优化，开发出疗效好、毒副作用小的新药是当今药物化学的首要任务。对于高职药类专业学生，有效利用现有化学药物理论基础是学习药物化学的主要任务。

(二)药物化学发展概况

药物化学诞生于 19 世纪，是以近代医学、化学、生物学的发展和化学工业的建立为基础，化学药也逐渐成为临床上防治疾病的主要药物。药物化学的发展历程可概括为三个阶段。

1. 形成与建立阶段

19 世纪初，人们从临床应用的植物、矿物中提取、分离出有效成分，如从阿片中提纯了吗啡(morphine)，活性成分的确定证实了天然药物中所含的化学物质是产生治疗作用的物质基础，为化学物质替代天然药物奠定了基础。19 世纪中期以后，随着化学工业的发展，人们对煤焦油中间体、副产物进行药理活性筛选，用简单的化工原料合成药物并进行大规模生产。药物化学的研究开始由天然药物转向人工合成品。19 世纪末，德国科学家保罗·埃尔利希(P. Ehrlich)提出了化学治疗的概念，即制造对人无害而能杀死细菌的化学药物，为 20 世纪初化学药物的合成和发展奠定了基础，药物化学逐渐成为一门独立的学科。

2. 发展阶段

20 世纪 30 年代中期，德国科学家多马克等研究和发现了百浪多息和磺胺，开创了现代化学治疗的新纪元。1940 年，青霉素的疗效得到肯定，各种抗生素陆续被发现并进行化学合成，化学治疗的范围日益扩大。20 世纪 50 年代，人们采用化学合成结合微生物转化的方法生产甾体激素，使甾体激素成为一类重要的药物，并以此为基础发展了一系列计划生育药和抗炎药。1952 年发现治疗精神分裂症的氯丙嗪后，精神疾病的治疗取得了突破性的进展。6-氨基青霉烷酸(6-APA)和 7-氨基头孢烷酸(7-ACA)的合成，为半合成 β-内酰胺类抗生素开辟了道路。

3. 设计阶段

药物设计阶段始于 20 世纪 60 年代后期。以受体、酶、离子通道和核酸作为药物的作用靶点进行新药设计，在此基础上开发了受体激动剂和拮抗剂、酶抑制剂、离子通道调控剂类药物。20 世纪 70 年代，血管紧张素转化酶(ACE)抑制剂、钙通道阻滞剂类药物的问世，为心脑血管疾病治疗提供了有效的药物。另外，生命科学和计算机科学的发展为研究和开发新药提供了新的技术和手段。

二、药物化学基础知识

(一)化学药物的名称

化学药物的名称通常包括化学名、通用名和商品名 3 种类型。

一种具体的化学药，如果是有机化合物，我们可以按照"国际(理论)化学与应用化学联合会"(IUPAC)的规则对其进行命名，生成的名称即为此药物的化学名。

药物的化学名冗长且难记。为了方便医生、患者使用药物，原国家卫生部药品委员会以国际非专利药品名称为依据，结合我国的实际情况，制订了"中国药品通用名称"（CADN，China Approved Drug Names）的命名规则。按照此规则对某化学药品进行命名，生成的名称即为该药物的通用名。如上述药物的"阿莫西林"即为其通用名。化学药品的通用名不受专利和行政保护，也是文献、资料、教材及药品说明书中标明有效成分的名称。《中国药典》中收录的化学药物的中文名称均使用通用名。

按照法律规定，药品外包装须标注药物的通用名。这样，不同厂家生产的同种药品具有同样的名称。有的厂家为了促进销售、保护市场占有权，便给自家产品起一个专有的名字，此即为商品名。药物的商品名经过注册并获得批准后将受到保护，由申请人专用，享有专利权。

(二)化学药物的基本结构

化学药物以有机化合物为主，其化学结构由基本骨架和官能团组成。化学药物的基本骨架包括脂环烃，芳香烃、杂环化合物。

在有机化学中，除碳以外的成环原子称为杂原子，常见的杂原子有氧、硫和氮。由碳原子和杂原子构成的环状化合物叫作杂环化合物。环系中可以含1~2个或更多的相同或不同的杂原子。杂环化合物的命名习惯采用译音法，即按英文名称译音，选用同音汉字，并以"口"字旁表示其为杂环化合物。化学药物常见基本骨架及名称见表1-1。

表 1-1　化学药物常见基本骨架及名称

化学结构	英文名称	中文名称
	furan	呋喃
	thiophene	噻吩
	pyrrole	吡咯
	pyridine	吡啶
	quinoline	喹啉
	thiazole	噻唑

化学结构	英文名称	中文名称
(imidazole structure)	imidazole	咪唑
(pyrimidine structure)	pyrimidine	嘧啶
(pyrazine structure)	pyrazine	吡嗪

环上有取代基的杂环化合物，命名时以杂环为母体，将杂环上的原子编号。一般从杂原子开始，顺着环编号。当环上有两个及两个以上相同的杂原子时，应使杂原子所在位次的数字最小。当环上存在不同种的杂原子时，按 O、S、N 的次序编号。例如：

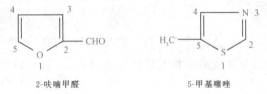

2-呋喃甲醛　　　　　　　5-甲基噻唑

(三)药物的化学结构与生物活性的关系

药物产生药效的两个主要决定因素是：药物的理化性质、药物与受体的相互作用。

1. 药物的理化性质

理化性质是物理性质和化学性质的合称，主要涉及药物分子的酸碱性、水溶性、脂水分配系数等。

(1)酸碱性与药物的生物活性。通常药物以分子形式通过生物膜，在膜内的水溶液环境中解离成离子形式起作用。多数药物为弱酸或弱碱，它们在溶液中的存在形式及比率由其解离常数 pK_a 和介质的 pH 决定。以醋酸为例。

醋酸是一元弱酸，在水溶液中部分解离，解离式如下：

解离式 $CH_3COOH \leftrightarrow CH_3COO^- + H^+$

解离达到平衡时，$K_a = \dfrac{[CH_3COO^-][H^+]}{[CH_3COOH]}$

在一定温度下，可逆反应达到平衡时，生成物浓度的乘积与反应物浓度的乘积之比是一个常数，用 K_a 表示，它不因反应物浓度或生成物浓度的变化而发生改变。

对上述等式两边取对数，得

$$pK_a = pH + lg\frac{[CH_3COOH]}{[CH_3COO^-]}$$

根据药物分子中官能团的 pK_a 和环境的 pH，可以定量预测该分子的离子化程度，从而推断药物的药效。比如抗癫痫药异戊巴比妥的 pK_a 为 7.9，在生理 pH 为 7.4 的条件下，上式为：

$$7.9 = 7.4 + \lg\frac{[\text{分子}]}{[\text{离子}]}$$

$$0.5 = \lg\frac{[\text{分子}]}{[\text{离子}]}$$

$$\frac{[\text{分子}]}{[\text{离子}]} = 10^{0.5} = \frac{3.16}{1}$$

最终，药物分子形式的百分比 $= \frac{3.16}{3.16+1} \times 100\% = 75.96\%$。

异戊巴比妥在生理 pH7.4 条件下 75.96% 是分子状态，易于透过细胞膜和血脑屏障进入大脑中枢发挥作用。

（2）脂水分配系数。脂水分配系数是化合物在有机相和水相中分配达到平衡时的浓度的比值，用 P 表示，$P = C_o/C_w$，常用 $\lg P$ 表示。

P 值大意味着药物亲脂性高，易于透过生物膜，但不利于随水转运。反之，药物亲水性高，不利于过膜。$\lg P$ 是分子中所有基团亲水性和亲脂性的总和。能增加药物亲脂性的基团有烷基、卤素和芳环等。

2. 药物—受体相互作用

受体是指能够与激素、神经递质或细胞内信号分子结合，并能引起细胞功能变化的生物大分子。多数药物通过与体或酶的相互作用发挥药理作用，这样的药物称为结构特异性药物。药物与受体形成"药物—受体"复合物后才能产生药理作用。药物与受体的结合方式和药物的使用强度、药物的官能团、药物的电荷分布等都能影响结构特异性药物的活性。

（1）化学键的作用。影响药物—受体复合物的化学键包括共价键、离子键、氢键、范德华力等。在这些化学键中，只有共价键结合是不可逆，其余的则以可逆的方式结合。化学键的作用是稳定药物—受体复合物。全部化学键的结合强度决定药物与受体之间的亲和力大小。

（2）官能团的作用。官能团是决定有机化合物的化学性质的原子或原子团。药物分子中一些特定官能团能使得整个分子结构和性质发生变化，从而影响药物与受体的结合与药理作用。

烷基能影响分子的亲脂性，从而改变药物的吸收、转运、分布和排泄。如果烷基链直接参与与受体的相互作用，则碳链长度的变化直接影响药物—受体复合物的形成。在易发生构象变化的药物分子的关键位置引入烷基，可使阻止其构象的改变，稳定它的三维结构，从而影响与受体的结合。烷基具有给电子效应，烷基的引入能够影响药物分子中的电子分布，进而影响生物活性。

卤素为疏水性原子（脂肪族化合物中氟原子为亲水性），卤原子的引入能增加分子的亲脂性。但氟原子例外，如在芳香族化合物中引入氟原子能增大脂溶性，而在脂肪族化合物中引入氟原子却能降低脂溶性。

醇羟基或酚羟基的引入都能增加分子的亲水性，提高水溶性。如果药物作用于中枢系统，当引入或用羟基替换氢原子时，由于脂溶性降低，药物的中枢作用也跟着下降。巯基可与金属离子或非金属原子结合，产生药效。例如乙酰半胱氨酸的分子结构中所含有的巯基，能够使黏蛋白分子复合物间的双硫键发生断裂，从而降低痰液黏度，使痰液易于咳出。

氨基易与蛋白质的羧基形成离子键，加强药物分子与受体蛋白的结合，显示出活性。氨基酰化可提高化合物的脂溶性，利于药物在体内的吸收和分布，降低原药的毒性。由于酰胺在体内易于水解释放出氨基，可利用这一点把药物的氨基酰化，先让其进入体内，再转变为原来的形态。

◎ 情境解析

直接与药品接触的包装如安瓿、注射剂瓶、铝箔称为内包装，内包装之外的包装称为外包装。外包装按由里向外分为中包装和大包装。药品包装应当按照规定印有或者贴有标签并附有说明书。

《药品包装、标签和说明书管理规定》中规定：内包装标签与外包装标签内容不得超出国家药品监督管理局批准的药品说明书所限定的内容；文字表达应与说明书保持一致。药品的说明书应列有以下内容：药品名称（通用名、英文名、汉语拼音、化学名称）、适应证、用法用量、不良反应、禁忌证、注意事项、有效期、贮藏、批准文号、生产企业等内容。药品的通用名称必须用中文显著标示，如同时有商品名，则通用名称与商品名称用字的比例不得小于1∶2。

◎ 知识拓展

化学原料药通用名命名细则

（1）中文通用名尽量与英文名相对应。可采取音译意译或音意合译，一般以音译为主。

（2）无机化学药品，如化学名常用且较简单，应采用化学名；如化学名不常用，可采用通俗名如：盐酸、硼砂。酸式盐以"氢"表示，如：碳酸氢钠，不用"重"字；碱式盐避免用"次（sub—）"字，如碱式硝酸铋，不用"次硝酸铋"。

（3）有机化学药品，其化学名较短者，可采用化学名，如苯甲酸；已习用的通用名，如符合药用情况，可尽量采用，如糖精钠、甘油等。化学名较冗长者，可根据实际情况采用下列方法命名。

①音译命名。音节少者，可全部音译，如codeine译为可待因；音节较多者，可采用简缩命名，如amitriptyline译为阿米替林。音译要注意顺口、易读，用字通俗、文雅，字音间不得混淆，重音要译出。

②意译（包括化学命名和化学基团简缩命名）或音意结合命名。在音译发生障碍，如在音节过多等情况下，可采用此法命名，如chlorpromazine译为氯丙嗪。

③与酸成盐或酯类的药品，统一采取酸名列前，盐基（或碱基）列后，如streptomycin sulfate译为硫酸链霉素、hydrocortisone acetate译为醋酸氢化可的松。

与有机酸成盐的药名，一般可略去"酸"字，如Poldine Metisulfate译为甲硫泊尔定。英文词尾为"ate"的酯类药，可直接命名为"××"酯，如Fedrilate译为非屈酯。缩合成酯的药物亦可将××酯列后，如cefcanel daloxate译为头孢卡奈达酯。

④季铵盐类药品，一般将氯、溴置于铵前，如Benzalkonium Bromide译为苯扎溴铵。

除沿用已久者外，尽量不用氯化×××、溴化×××命名。

与有机酸组成的季铵类药名，酸名列于前，一般也略去"酸"字，如 Amezinium Metilsulfate 译为甲硫阿镁铵。

 思维导图

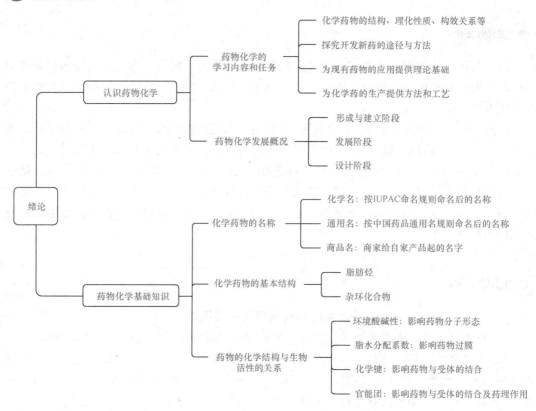

习题答案

习题

一、单项选择题

1. 药物化学的研究对象是( )。
   A. 化学药
   B. 中成药
   C. 生物制品
   D. 所有药物

2. 药品说明书里标明药品有效成分使用的名称是( )。
   A. 商品名
   B. 专利名
   C. 通用名
   D. 化学名

3. 药物通常以( )形式通过生物膜。
   A. 离子
   B. 分子
   C. 原子
   D. 电子

4. 脂水分配系数是分配达到平衡时浓度的比值，计算式为（　　）。

A. $C_o/(C_o+C_w)$　　　　　　　　　B. $C_w/(C_o+C_w)$

C. C_w/C_o　　　　　　　　　　　　D. C_o/C_w

5. 以下化合物的名称是（　　）。

A. 呋喃　　　　　B. 噻吩　　　　　C. 吡咯　　　　　D. 嘧啶

二、多项选择题

1. 药物化学课程学习的内容包括药物的（　　）。

A. 化学结构　　　　B. 理化性质　　　　C. 构效关系　　　　D. 合成制备

2. 化学药物的名称有（　　）。

A. 俗名　　　　　　B. 通用名　　　　　C. 化学名　　　　　D. 商品名

3. 属于化学药基本骨架中杂原子的有（　　）。

A. 硫原子　　　　　B. 碳原子　　　　　C. 氮原子　　　　　D. 氧原子

4. 能增加药物分子脂溶性的原子或基团有（　　）。

A. 烷基　　　　　　B. 氯原子　　　　　C. 氨基　　　　　　D. 羟基

三、简答题

1. 药物化学的主要任务有哪些？

2. 如何区分某一化学药的化学名、商品名和通用名？

四、计算题

已知海索巴比妥的 $pK_a=8.4$。试计算生理 pH7.4 条件下该药的未解离百分率。

第二章 解热镇痛药物与
非甾体抗炎药物

◉ 学习目标

知识目标：掌握常用解热镇痛药、非甾体抗炎药的化学结构、理化性质和作用机理。

能力目标：能够根据病情使用典型解热镇痛药、非甾体抗炎药。

素质目标：培养严谨细致、认真负责的学习态度和行为习惯。

◉ 情境导入

患者因感冒发热、打喷嚏，自行到零售药店购买了可立克感冒药。服药1天后，为了快速痊愈，患者又到药店购买了快克、感康，准备三种感冒药一起服用。对于患者的这种做法，药师应如何劝阻？

在体温调节中枢的调控下，人体的产热和散热保持动态平衡。在体温调节中枢障碍或致热源作用下，平衡被打破，体温超过 37.3 ℃，此种情况称为发热，也就是俗称的"发烧"。

机体发热是一种防御反应，也是很多疾病的常见症状，它的产生与前列腺素（prostaglandin，PG）有关。前列腺素是一类具有生理活性的不饱和脂肪酸，广泛分布于身体各组织和体液中。

炎症是具有血管系统的活体组织对损伤因子所发生的防御反应，局部反应为红、肿、热、痛，全身反应为发热、白细胞数目增加。与炎症反应直接相关的前体物质是花生四烯酸。花生四烯酸在各种生理和病理刺激下经细胞膜磷脂释放，在环氧化酶（Cyclooxygenase，COX）的作用下转变为前列腺素中间产物，中间产物经合成酶的作用生成前列腺素。前列腺素能够影响大脑体温调节中枢，使机体发热，引发炎症反应、增敏痛感。环氧化酶是前列腺素合成的限速酶（图 2-1）。

解热镇痛药和非甾体抗炎药都能选择性地抑制环氧化酶，从而减少前列腺素的生物合成，使体温恢复正常，缓解痛感和消除炎症。

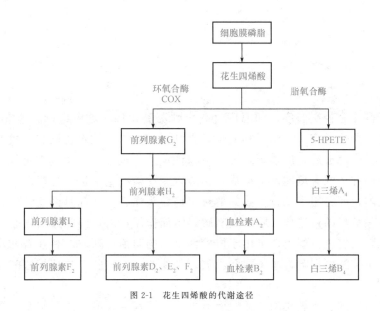

图 2-1 花生四烯酸的代谢途径

一、解热镇痛药物

解热镇痛药物的镇痛作用在外周，用于头痛、神经痛、牙痛、肌肉痛和月经痛等慢性钝痛，对创伤性及内脏痉挛绞痛无效。按化学结构分类，解热镇痛药分为水杨酸类、苯胺类和吡唑酮类。

(一)水杨酸类

在解热镇痛药物里，水杨酸类在临床应用上最为广泛，常用的有水杨酸钠、阿司匹林、赖氨匹林、贝诺酯等。

水杨酸的化学名为邻羟基苯甲酸，白色针状结晶或单斜棱晶体，因最先从水杨柳中提取而得名。水杨酸有较强的解热镇痛和抗炎、抗风湿作用，但能引起严重的胃肠道反应。将水杨酸的羟基乙酰化可制得阿司匹林(乙酰水杨酸)，阿司匹林的解热镇痛效果比水杨酸强，而胃肠道反应程度却大为降低。

阿司匹林(aspirin)

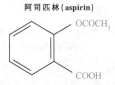

化学名为 2-(乙酰氧基)苯甲酸，又名乙酰水杨酸。

本品为白色结晶或结晶性粉末；无臭或微带醋酸臭，味微酸，遇湿气即缓慢水解。在乙醇中易溶，在三氯甲烷或乙醚中溶解，在水或无水乙醚中微溶，在氢氧化钠溶液或碳酸钠溶液中溶解，同时分解，m. p. 135～140 ℃。

本品分子无游离酚羟基，故与三氯化铁试液不发生显色反应。但水溶液加热或长时间放置后发生水解可产生水杨酸，水杨酸与三氯化铁反应呈紫堇色。

以水杨酸为原料，在硫酸催化下经醋酐酰化可制得阿司匹林。

水杨酸　　　　　　　　　　　　　醋酐　　　　　　　　　　　　　阿司匹林

制备过程需注意控制温度。如温度过高，则乙酰化反应难以进行。通常在 50～60 ℃水浴中加热进行酰化反应。升温不宜太快，否则会产生水杨酰水杨酸和乙酰水杨酸酐等有毒的副产物。反应完成后，应逐渐降温，以保证反应完全进行。反应中可能存在未反应的水杨酸，产品储存期间有可能水解生成水杨酸，因此需检查水杨酸含量。

临床上，阿司匹林用于感冒发热的解热镇痛，头痛、牙痛和月经痛等慢性钝痛，是风湿热、类风湿关节炎的首选药。除了具有解热镇痛作用，阿司匹林还对血小板有特异性的抑制作用，能阻止血小板凝集，可用于血栓性疾病的防治。阿司匹林在胃和小肠中快速吸收，在体内很快被酯酶水解为水杨酸和乙酸。其代谢产物在肝脏与葡糖醛酸或甘氨酸结合后由尿排出。

阿司匹林通过抑制环氧化酶的活性而减少前列腺素的合成。前列腺素对胃黏膜有保护作用，所以长期服用阿司匹林会引起胃肠道出血。同时，前列腺素 E 对支气管平滑肌有很强的舒张作用，本品对环氧化酶的抑制导致前列腺素 E 合成减少，使得部分人群尤其是具有慢性鼻炎、糖皮质激素依赖性哮喘的患者，在服用本品后短时间内出现剧烈哮喘，因此称为"阿司匹林哮喘"。本品可致胎儿异常，妊娠期妇女应避免使用。10 岁左右儿童在患流感或水痘后使用本品，可诱发瑞氏综合征（即 Reye 综合征，一种急性、可逆性和自限性疾病），严重时可导致死亡。

阿司匹林的副作用来自游离羧基。对阿司匹林进行结构修饰，将其制成盐、酰胺或酯，如赖氨匹林、贝诺酯等。

赖氨匹林（aspirin-DL-lysine）

贝诺酯（benorilate）

贝诺酯的制备是利用前药原理，将对乙酰氨基酚与阿司匹林以酯的形式连接。酯键在体内易水解，释放出对乙酰氨基酚和阿司匹林，两者各自发挥疗效，并具有协同作用。该药大幅降低了对胃黏膜的损伤程度，适用于儿童和老年患者。

本品化学名为 4-乙酰氨基苯基乙酰水杨酸酯。

本品为白色结晶或结晶性粉末，无臭；易溶于沸乙醇，溶于沸甲醇，微溶于甲醇或乙醇，不溶于水；m. p. 177～181 ℃。

本品结构中具有酯键和酰胺键，在酸性或碱性条件下易水解，生成的产物是对氨基苯酚和水杨酸。对氨基苯酚可发生重氮化－偶合反应。

本品为对乙酰氨基酚与阿司匹林的酯化物，具有解热、镇痛及抗炎作用，作用机制与阿司匹林及对乙酰氨基酚相同，疗效与阿司匹林相似，不良反应发生率比阿司匹林低。特点是较少引起胃肠道出血，患者易耐受，作用时间比阿司匹林或对乙酰氨基酚长。

对于构效关系的研究表明，水杨酸阴离子是该类药物解热镇痛作用的必要结构，如果降低酸性，则药物镇痛作用仍保留，但抗炎活性会减少。

(二)苯胺类

苯胺有很强的解热镇痛作用，但毒性大，能破坏血红蛋白。将苯胺乙酰化得到乙酰苯胺，它具有很强的解热镇痛作用，但大剂量使用易导致高铁血红蛋白症和黄疸。将苯胺乙酰对位醚化修饰得到非那西汀。非那西汀对头痛发热和风湿痛效果显著，得到广泛应用。人们经研究发现，该药对肾脏有持续毒性，并可导致胃癌。对氨基苯乙醚是非那西汀毒性的主要物质。研究表明，非那西汀在肝脏的代谢物为对乙酰氨基酚、对氨基苯乙醚。

乙酰苯胺（acetanilide）　　非那西汀（phenacetin）

对乙酰氨基酚是目前唯一广泛使用的苯胺类解热镇痛药。它的解热镇痛作用与阿司匹林相当，毒副作用小，尤其适用于儿童和胃溃疡患者。

对乙酰氨基酚（paracetamol）

本品化学名为 4′-羟基乙酰苯胺。

本品为白色结晶或结晶性粉末；无臭，味微苦。在热水或乙醇中易溶，在丙酮中溶解，在水中略溶，m. p. 168～172 ℃。

本品的水溶液与三氯化铁溶液反应呈蓝紫色；其稀盐酸溶液与亚硝酸钠反应后，再与碱性 β-萘酚反应呈红色。本品在空气中稳定，水溶液的稳定性与溶液 pH 有关，pH＝6 时最稳定。在酸性及碱性条件下稳定性较差。

以对硝基苯酚为原料，经还原得对氨基酚，再经醋酸酰化后制得对乙酰氨基酚。反应过程中，乙酰化反应不完全可能有对氨基酚被带入成品中，或贮存不当导致成品部分水解生成对氨基酚。故药典规定应检查对氨基酚。

对乙酰氨基酚的合成

对乙酰氨基酚又名扑热息痛，用于感冒发热、关节痛、头痛、神经痛等病症的治疗，是常用复方感冒药的成分之一，尤适用于儿童和老年患者。本品解热镇痛作用强，抗风湿作用弱，对血小板凝血机制没有影响，无抗炎作用。阿司匹林过敏患者对本品有很好的耐受性。

本品在体内可被氧化为 N-羟基衍生物，进一步代谢为乙酰亚胺醌。代谢物与肝脏中的 N-酰半胱氨酸、谷胱甘肽等物质结合，随尿排出。当大剂量服用对乙酰氨基酚时，会耗尽肝脏中的谷胱甘肽，然后代谢物与肝蛋白形成共价物，造成肝损害，严重时可致昏迷甚至死亡。所以，严重肝肾功能不全者禁用本品。

乙酰亚胺醌（acetyliminoquinone）

二、非甾体抗炎药物

非甾体抗炎药物是一类不含有甾体结构的抗炎药，是全球使用最多的药物种类之一。与糖皮质激素类甾体抗炎药物相比，本类药物毒副作用小，安全性好，抗炎作用强，镇痛效果显著。临床上广泛用于风湿性关节炎、类风湿关节炎、风湿热、骨关节炎、红斑狼疮和强直性脊柱炎等，对感染性炎症也有一定的疗效。

非甾体抗炎药物种类繁多，主要包括吡唑酮类、芳基烷酸类、1,2-苯并噻嗪类和选择性 COX-2 抑制剂等。

(一)吡唑酮类

吡唑又名 1,2-二氮唑。吡唑酮是在吡唑环上引入酮基而成。1946 年，瑞士研究人员合成了抗炎药物保泰松，该药物属于吡唑酮类化合物，具有 3,5-吡唑烷二酮结构。吡唑、吡唑酮的结构如下式：

吡唑   3，5-吡唑烷二酮

保泰松抗炎的作用较强，解热镇痛作用较弱，并有促进尿酸排泄作用，在临床上用于类风湿关节炎、痛风的治疗。该药物的研发成功是关节炎治疗领域的一大突破。保泰松的代谢物羟布宗同样具有消炎、抗风湿作用，且毒性低，不良反应小。

保泰松 (phemylbutazone)   羟布宗 (oxyphenbutazone)

3,5-吡唑烷二酮类药物的抗炎作用与化合物的酸性有密切关系。3,5 位的二羰基能增强 4-位氢原子酸性。

保泰松（phemylbutazone）

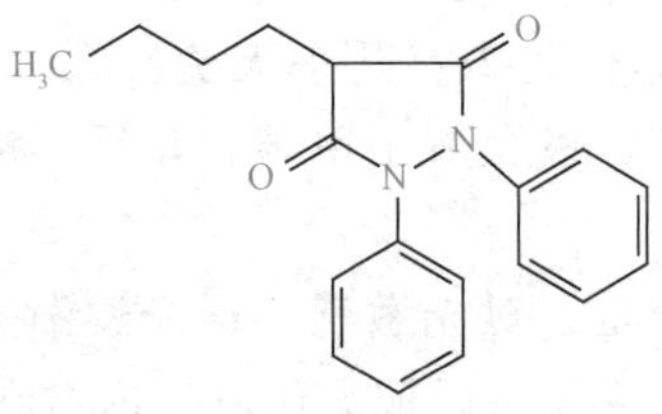

本品化学名为 4-丁基-1,2-二苯基-3,5-吡唑烷二酮。

本品为白色或类白色的结晶性粉末；无臭，略带苦味。在丙酮或氯仿中易溶，在乙醇或乙醚中溶解，在氢氧化碱溶液中溶解，在水中几乎不溶解，m. p. 104～107 ℃。

本品主要用于风湿性关节炎、类风湿关节炎、强直性脊柱炎的治疗，大剂量时可减少肾小管对尿酸盐的再吸收，促进尿酸盐排泄，故可用于治疗急性痛风。对阿司匹林过敏者，有溃疡病史、水肿、高血压、精神病、癫痫、支气管哮喘、心脏病及肝、肾功能不良者禁用。

保泰松在肝微粒体酶作用下缓慢代谢成羟布宗，并以 O-葡糖醛酸结合形式排泄。羟布宗也可以与葡糖酸在其 4-位形成 C-葡糖醛酸。

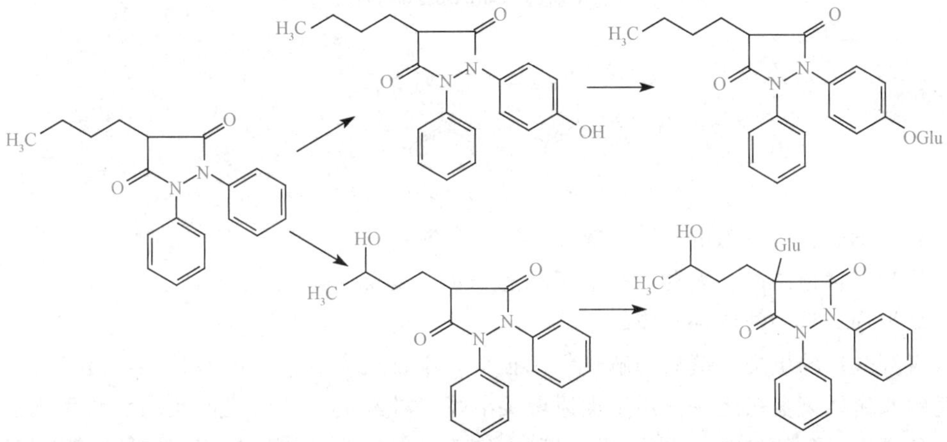

保泰松的体内代谢过程

(二) 芳基烷酸类

根据化学结构，本类药物通常分成芳基乙酸类和芳基丙酸类。联结在乙酸或 α-甲基乙酸的芳基也可以是芳杂环基，结构通式如下：

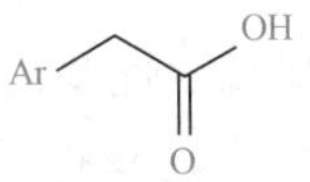

芳基乙酸类 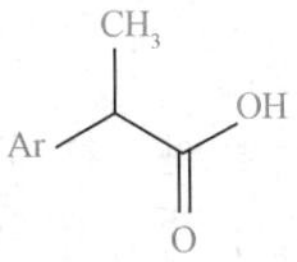   芳基丙酸类

1. 芳基乙酸类

吲哚美辛（indomethacin）

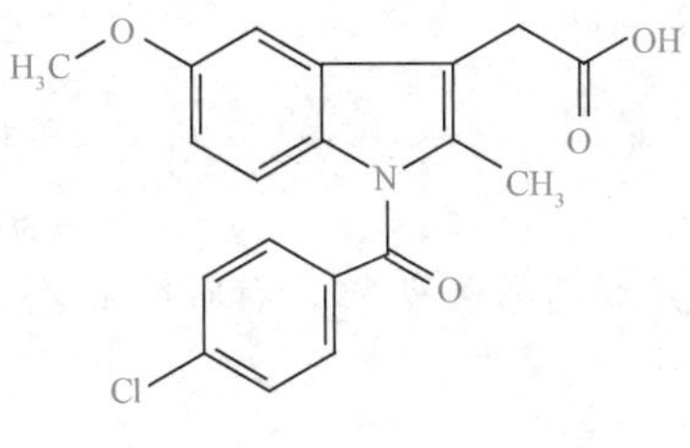

本品化学名为 2-甲基-1-(4-氯苯甲酰基)-5-甲氧基-1H-吲哚-3-乙酸。

本品为类白色或微黄色结晶性粉末；几乎无臭，无味；溶于丙酮，略溶于乙醚、乙醇、三氯甲烷及甲醇，微溶于苯，极微溶于甲苯，几乎不溶于水，可溶于氢氧化钠溶液，m. p. 158～162 ℃。

吲哚美辛在室温下空气中稳定，对光敏感，遇光逐渐分解。水溶液在 pH 为 2～8 时稳定，遇强酸或强碱时水解，生成物可以被氧化成有色物质。

本品的稀碱溶液与重铬酸钾试液共热后用硫酸酸化并缓慢加热，呈紫色。如与亚硝酸钠溶液共热，用盐酸酸化显绿色，放置后渐变为黄色。

吲哚美辛用于各种关节炎及痛风急性发作期，软组织损伤和炎症，由运动导致的损伤、扭伤，具有缓解疼痛和肿胀的作用。高热的对症解热，可迅速大幅度短暂退热。

本品对中枢神经系统的副作用较大，主要表现为精神抑郁、幻觉和精神错乱等，对肝脏功能和造血系统也有影响，常见过敏反应和胃肠道不适，因而不宜作为治疗关节炎的首选药，仅用于其他非甾体抗炎药治疗无效或不能耐受患者。

双氯芬酸钠 (diclofenac sodium)

本品化学名为 2-[(2,6-二氯苯基)氨基]苯乙酸钠。

本品为淡黄色结晶，无臭；易溶于乙醇和水，m. p. 283～285 ℃。

本品炽灼后呈钠盐鉴别反应。

双氯芬酸钠的抗炎、镇痛和解热作用很强，不良反应少，个体差异小，是世界上使用最广泛的非甾体抗炎药之一，用于类风湿关节炎、神经炎、红斑狼疮及癌症和手术后疼痛以及各种原因引起的发热。本品作用机制有别于一般的非甾体抗炎药，它同时抑制环氧合酶和脂氧合酶，减少前列腺素、白三烯的生成，具有双重抗炎镇痛作用。

重度心力衰竭患者，以及严重的肝、肾和心脏功能衰竭患者禁用本品；妊娠期前两个月及妊娠后 3 个月禁用本品，不推荐用于准备怀孕的妇女，难以受孕及正在进行不孕检查的妇女也应考虑停用本品。

2. 芳基丙酸类

对芳烷酸类化合物的研究发现，在苯环上增加疏水性基团可增强抗炎作用。在乙酸基的 α-碳原子上引入甲基得 4-异丁基-α-甲基苯乙酸，由此获得了布洛芬和布替布芬，它们的抗炎镇痛活性更强而毒性降低。

4-异丁基苯芬酸 (ibufenac)　　　　**布替布芬 (butibufen)**

进一步的研究发展了多种芳基丙酸类药物，有吲哚布洛芬、非诺洛芬、氟比洛芬、萘普生等。

布洛芬（ibuprofen）

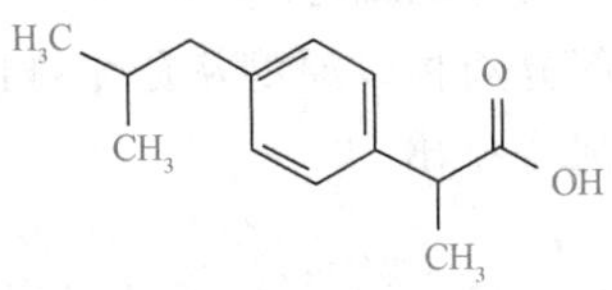

本品化学名为 α-甲基-4-(2-甲基丙基)苯乙酸，又名异丁苯丙酸。

本品为白色结晶性粉末，有异臭，无味。不溶于水，易溶于乙醇、乙醚、三氯甲烷和丙酮，易溶于氢氧化钠及碳酸钠溶液，m. p. 74.5～77.5 ℃。

布洛芬的侧链有 1 个手性碳原子，存在 R(-)-型和 S(+)-型 2 个光学异构体。S(+)-型布洛芬在抑制前列腺素生成上优于 R(-)-型。但 R(-)-型可以单向转化为 S(+)-型，所以药用产品多数为消旋体形式。

以甲苯、丙烯为原料，在钠－氧化铝的催化下制得异丁基苯。异丁基苯在无水三氯化铝催化下与乙酰氯作用，生成 4-异丁基苯乙酮，再与氯乙酸乙酯反应生成 3-(4-异丁基苯)-2-3-环氧丁酸乙酯，经水解、脱羧、重排，制得 2-(4-异丁基苯)丙醛，在碱性溶液中用硝酸银氧化后即得本品。

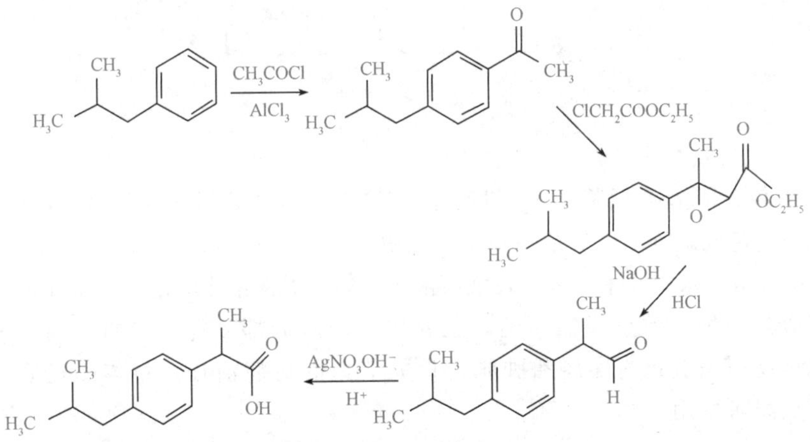

布洛芬合成过程

布洛芬用于缓解轻至中度疼痛如头痛、关节痛、偏头痛、牙痛、肌肉痛、神经痛、痛经，也用于普通感冒或流行性感冒引起的发热。孕妇及哺乳期妇女禁用。对阿司匹林过敏的哮喘患者禁用。既往有使用非甾体抗炎药治疗相关的上消化道出血或穿孔史者禁用。

萘普生（naproxen）

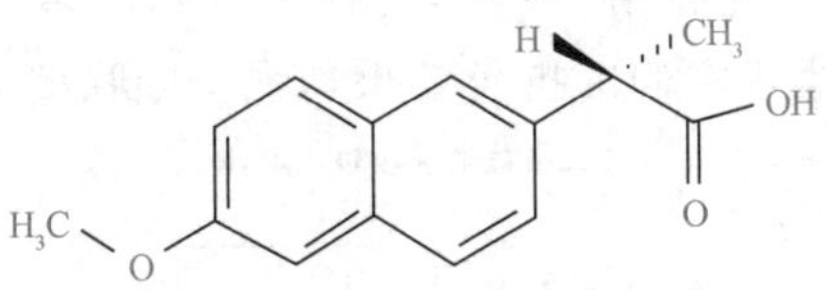

本品化学名为(+)-(S)-α-甲基-6-甲氧基-2-萘乙酸。

本品为白色结晶性粉末；无臭或几乎无臭；在甲醇、乙醇、三氯甲烷中溶解，在乙醚中略溶，水中几乎不溶。比旋度为+63°～+68.5°，m. p. 153～158 ℃。

萘普生具有光学活性，临床上用的是 S(+)异构体。抑制前列腺素合成作用是阿司匹林的 12 倍，保泰松的 10 倍，布洛芬的 3～4 倍，但低于吲哚美辛。本品适用于风湿性关节炎、类风湿关节炎、风湿性脊椎炎等的治疗。

本品口服吸收迅速而完全，部分药物以原型从尿中排出，部分以葡萄糖醛酸结合的形式或无活性的 6-去甲基萘普生从尿中排出。

3. 1,2-苯并噻嗪类

噻嗪，含有一个硫原子和一个氮原子的六元杂环化合物。硫原子和氮原子可成 1,2-位、1，3-位或 1，4-位，碳碳双键的位置也可以不同，结构式如下：

1，4-噻嗪   1,2-苯并噻嗪

1,2-苯并噻嗪类药物也被称为昔康类抗炎药，是一类结构中含有烯醇结构的化合物，由 Pfizer 公司最先研发成功。最早用于临床的是吡罗昔康，其抗炎活性比保泰松、萘普生强，与吲哚美辛相似；镇痛作用比布洛芬、萘普生、保泰松强，与阿司匹林近似。

吡罗昔康（piroxicam）

本品化学名 2-甲基-4-羟基-N-(2-吡啶基)-2H-1,2-苯并噻嗪-3-甲酰胺-1，1-二氧化物。

本品为类白色或微黄绿色的结晶粉末；无臭，无味。在三氯甲烷中易溶，丙酮中略溶，乙醇或乙醚中微溶，水中几乎不溶；在酸溶液中溶解，碱溶液中略溶，m. p. 198～202 ℃。

吡罗昔康是一种长效抗炎镇痛药，主要用于缓解局部疼痛，如肌肉痛、关节痛及拉伤、扭伤和运动损伤引起的疼痛和肿胀；骨关节炎的对症治疗。对本品过敏、消化性溃疡、慢性胃病患者禁用。

舒多昔康（sudoxicam）

吡罗昔康分子的芳杂环 2-吡啶用 2-噻唑代替可得到舒多昔康；在舒多昔康的噻唑环5-位引入甲基，得到美洛昔康，它们的抗炎效果均强于吲哚美辛，几乎没有胃肠道反应。

美洛昔康（meloxicam）

本品化学名 2-甲基-4-羟基-N-(5-甲基-2-噻唑基)-2H-1，2-苯并噻嗪-3-甲酰胺-1，1-二氧化物。

本品为微黄色至淡黄色、微黄绿色结晶性粉末，无臭；在甲醇或乙醇中极微溶，在二甲基甲酰胺中溶解，在丙酮中微溶，几乎不溶于水。

本品加氢氧化钠溶解后，在 270 nm 和 362 nm 处有最大吸收。炽灼产生的气体可使湿润的乙酸铅试纸显黑色。加三氯甲烷溶解后，加三氯化铁试液，三氯甲烷层显淡紫色。

本品适用于类风湿性关节炎和骨关节炎等的疼痛、肿胀及软组织炎症、创伤性疼痛、手术后疼痛的对症治疗。儿童和年龄小于 15 岁的青少年、孕妇、哺乳期妇女禁用。

4. 选择性 COX-2 抑制剂

环氧化酶是催化花生四烯酸转化为前列腺素的关键酶。目前发现的环氧化酶有两种类型：COX-1 和 COX-2，它们是同工酶。两者的生理性质有很大的不同。COX-1 是结构酶，存在于胃、肠道等多数组织中，参与血管舒缩、血小板聚集、胃黏膜血流、胃黏液分泌及肾功能等的调节。对 COX-1 的抑制会导致胃肠道反应。COX-2 是诱导酶，在炎症部位由炎症介质诱导产生，通过促进前列腺素合成介导疼痛、发热和炎症等。

塞来昔布（celecoxib）

本品化学名为 4-[5-(4-甲基苯基)-3-(三氟甲基)-1H-吡咯-1-基]苯磺酰胺。

本品为白色粉末；无臭，无味。在甲醇中易溶，可溶于乙醇，在水中几乎不溶，m. p. 157～159 ℃。

塞来昔布是第一个上市的 COX-2 选择性抑制剂，抗炎活性与吲哚美辛相当，用于骨关节炎、类风湿关节炎、强直性脊柱炎症状的缓解。与传统非甾体抗炎药比较，其溃疡发生率与肾脏毒性都显著降低。对磺胺过敏者、重度心力衰竭患者、有活动性消化道溃疡或出血患者禁用。研究表明，选择性 COX-2 抑制剂有引发严重心血管事件的风险，须在医生的密切监护下使用。

三、抗痛风药物

痛风是由于体内嘌呤代谢紊乱导致的一种疾病，属代谢性风湿病范畴。痛风可并发肾脏病变，严重者可出现关节破坏、肾功能损害，常伴发高血压、糖尿病、高脂血症、动脉硬化及冠心病等。

人体内的嘌呤来自食物或机体核酸代谢。嘌呤经酶促分解生成尿酸，随尿液排出。正常情况下，摄入及生成的嘌呤与随尿液排出的尿酸处于平衡状态。当嘌呤代谢失衡时，血液和尿液中的尿酸含量升高。如果尿酸含量过高，会以结晶状态释出并沉积在关节腔等处，从而诱发痛风。

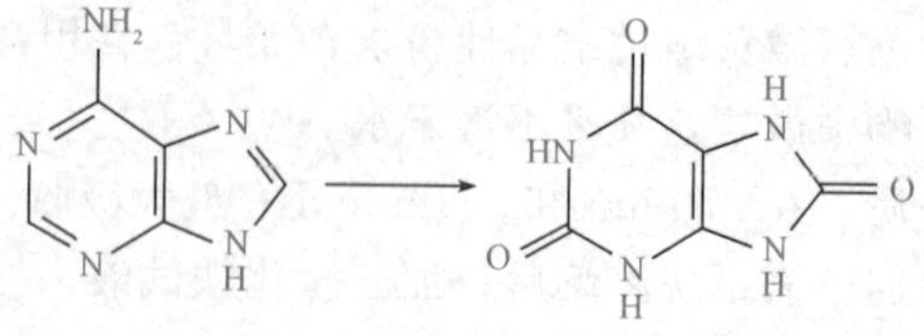

腺嘌呤   尿酸

抗痛风药主要针对体内嘌呤代谢过程，分为三类：阻止尿酸的合成，增加尿酸的排泄，使痛风不发作。

（一）尿酸合成阻断剂

该类药物包括黄嘌呤氧化酶抑制剂、鸟嘌呤转氨酶抑制剂。它们通过抑制尿酸生成反应过程相关酶的活性来影响体内尿酸的合成，从而降低血液中尿酸的含量，代表药物有别嘌醇、非布司他等。

别嘌醇（allopurinol）

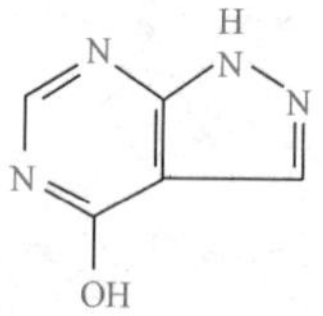

本品化学名为 1H-吡唑并[3,4-d]嘧啶-4-醇。

本品为白色或类白色结晶性粉末，几乎无臭，极微溶于水或乙醇，不溶于三氯甲烷或乙醚，易溶于氢氧化钠或氢氧化钾溶液。

本品在酸性条件下（pH3.1～3.4）最稳定，与碱性碘化汞钾试液共热煮沸，放置后生成黄色沉淀。

本品用于原发性和继发性高尿酸血症，尤其是尿酸生成过多者，也用于肾功能不全的高尿酸血症；适合于反复发作或慢性痛风者。用于痛风性肾病患者时，可使症状缓解，且可降低肾脏尿酸结石形成的概率。

（二）尿酸排泄剂

磷酸二酯酶抑制剂可以阻断尿酸的重吸收，增加尿液中尿酸的排出量，代表药物有丙磺舒、螺内酯等。

丙磺舒（probenecid）

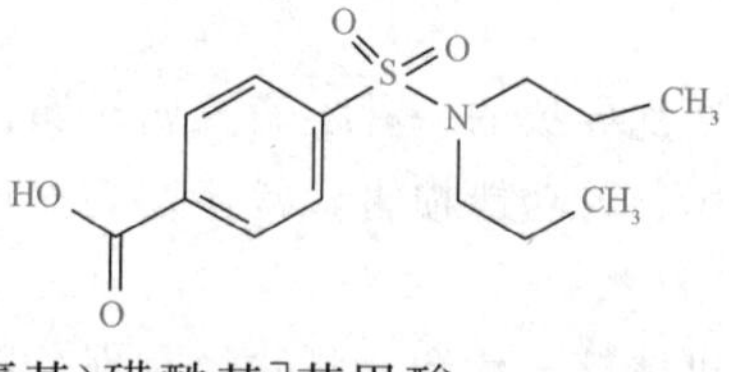

本品化学名为对-[(二丙氨基)磺酰基]苯甲酸。

本品为白色结晶性粉末，无臭，溶于丙酮，略溶于乙醇或三氯甲烷，几乎不溶于水，溶于稀氢氧化钠溶液，几乎不溶于稀酸，m.p.198～201 ℃。

本品溶于氢氧化钠溶液后再加入三氯化铁试液，即生成米黄色沉淀；与氢氧化钠共热熔融后，放冷，加入数滴硝酸试液，再经盐酸酸化，过滤，滤液显硫酸盐性质反应。

本品通过抑制尿酸盐在近曲小管的主动吸收增加尿酸的排泄量，从而降低血液中尿酸盐的浓度。适用于无肾结石或肾结石史的高尿酸血症伴慢性痛风性关节炎及痛风石，对急性痛风无效。其与青霉素共用时，能提高青霉素的疗效。

(三)抗痛风发作药物

该类药物在痛风发作时使用，用于缓解痛风导致的疼痛，包括阿司匹林、吲哚美辛、秋水仙碱和激素类药物等。吲哚美辛是急性痛风的首选药物。

秋水仙碱(colchicine)

本品又名秋水仙素，是一种生物碱，最先从百合科植物丽江山慈菇中提取得到，通过抑制粒细胞向炎症区域游走而发挥抗炎作用，迅速缓解疼痛，是治疗痛风发作的特效药物。

本品为类白色至淡黄色结晶性粉末，无臭，略有引湿性，遇光变色；易溶于乙醇或三氯甲烷，在水中溶解，极微溶于乙醚。

本品主要用于急性痛风，对一般疼痛、炎症和慢性痛风无效。使用本品治疗急性痛风性关节炎时，应避免与别嘌醇同用。本品有剧毒，对骨髓有直接抑制作用，可引起粒细胞缺乏、再生障碍性贫血。恶心、呕吐、腹泻、腹痛、胃肠反应是严重中毒的前驱症状，当症状出现时应马上停药。

苯溴马隆(benzbromarone)

本品化学名为(3,5-二溴-4-羟基苯基)—(2-乙基-3-苯并呋喃基)甲酮。

本品为白色至微黄色结晶性粉末，无臭；极易溶于二甲基甲酰胺，易溶于三氯甲烷或丙酮，在乙醚中溶解，略溶于乙醇，在水中几乎不溶，m. p. 149～153 ℃。

本品炽灼后，溶液显溴化物特征反应。

本品为促尿酸排泄药，适用于原发性高尿酸血症，痛风性关节炎间歇期及痛风结节肿等。

本品不能在痛风急性发作期服用，以免加重病症。治疗期间需大量饮水以增加尿量（不少于 1.5～2 升），以免在排泄的尿中由于尿酸过多导致尿酸结晶。定期测量尿液的酸碱度，为促进尿液碱化，可酌情给予碳酸氢钠或枸橼酸合剂，并注意酸碱平衡。患者尿液的 pH 应为 6.5～6.8。

◎ 情境解析

感冒是鼻腔、咽或喉部急性炎症的总称，一种常见的自限性急性呼吸道感染性疾病。

感冒的治疗以对症治疗为主，所用药物多为复方制剂，药物成分包括对乙酰氨基酚、盐酸伪麻黄碱、右美沙芬等。

对乙酰氨基酚具有解热镇痛作用，是多数感冒药中含有的成分。对乙酰氨基酚在进入人体后，绝大部分与葡糖醛或硫酸结合而失活，其余部分经氧化酶系统氧化后生成 N-羟基衍生物，再进一步转化为乙酰亚胺醌。乙酰亚胺醌在肝与谷胱甘肽（GSH）结合而解毒。当对乙酰氨基酚过量时，生成的乙酰亚胺醌在耗尽 GSH 后，再与肝蛋白结合造成肝损伤，甚至肝衰竭危及生命。对于成人，对乙酰氨基酚的口服剂量为 0.3～0.6 g/次，两次服药间隔应在 4 小时以上，每天服用不超过 2 g。

可立克、快克、感康都是复方感冒药，均含有对乙酰氨基酚。若分别按说明书同时服用以上药物，必然造成对乙酰氨基酚的超剂量使用，容易产生严重的后果。作为零售药店营销人员，在发现顾客感冒药错误的使用方式后，应及时耐心地加以解释、劝阻。

◉ 知识拓展

阿司匹林的诞生

编撰于公元前 16 世纪的医学教科书《埃伯斯纸草书》详细记载了古埃及人使用柳树皮来退烧和止痛。柳树的功效逐渐为世人了解，但也渐渐归于平静。1763 年 4 月 25 日，英国牧师爱德华·斯通写信给时任英国皇家学会会长的麦克莱斯菲尔德伯爵，推荐将柳树用于治疗疟疾带来的发烧和疼痛。由此，柳树的医药效力得以重新发现，也打造出了阿司匹林发展史上的一个重要里程碑。

柳树皮的退烧和止痛作用来自树皮中的水杨酸，化学名邻羟基苯甲酸。该成分有很强的疗效，但对消化道的损害也很严重。19 世纪化学工业兴起，药学家们致力于改变水杨酸的化学结构，意图在保持治疗作用的同时减轻副作用。在众多人中，法国化学家夏尔·热拉尔最先通过化学合成得到乙酰水杨酸，但他的实验产物纯度很低。

1897 年，德国拜耳公司的药研处处长阿图尔·艾亨格伦将寻找具有水杨酸功效，但没有其副作用的药物的任务交给了公司研究员费利克斯·霍夫曼。霍夫曼最终找到了更有效合成乙酰水杨酸的方法。他将乙酰水杨酸交给公司药理处处长海因里希·德雷泽审查，以确定其疗效。一开始，德雷泽否决了乙酰水杨酸的作用，在公司负责人卡尔·杜伊斯贝过问后，德雷泽再次启动全面审查。实验各项结果均为上佳。通过严格的评估，德雷泽同意了审查结论，乙酰水杨酸开始向正式投产迈进。1899 年 1 月，拜耳公司向高层管理员发出给新产品起商品名称的备忘录。艾亨格伦建议使用"aspirin"，其他人表示同意。

1899 年 7 月，被誉为"一代神药"的阿司匹林（aspirin）投产正式展现在世人面前。

思维导图

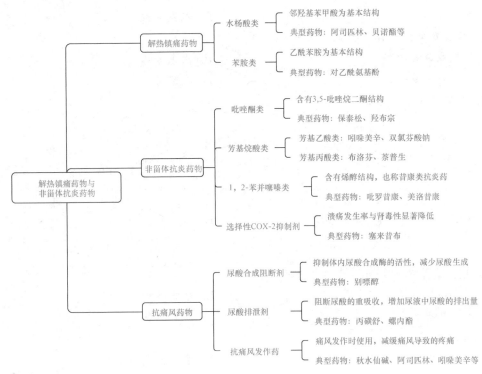

解热镇痛药物与非甾体抗炎药物

- 解热镇痛药物
  - 水杨酸类
    - 邻羟基苯甲酸为基本结构
    - 典型药物：阿司匹林、贝诺酯等
  - 苯胺类
    - 乙酰苯胺为基本结构
    - 典型药物：对乙酰氨基酚
- 非甾体抗炎药物
  - 吡唑酮类
    - 含有3,5-吡唑烷二酮结构
    - 典型药物：保泰松、羟布宗
  - 芳基烷酸类
    - 芳基乙酸类：吲哚美辛、双氯芬酸钠
    - 芳基丙酸类：布洛芬、萘普生
  - 1,2-苯并噻嗪类
    - 含有烯醇结构，也称昔康类抗炎药
    - 典型药物：吡罗昔康、美洛昔康
  - 选择性COX-2抑制剂
    - 溃疡发生率与肾毒性显著降低
    - 典型药物：塞来昔布
- 抗痛风药物
  - 尿酸合成阻断剂
    - 抑制体内尿酸合成酶的活性，减少尿酸生成
    - 典型药物：别嘌醇
  - 尿酸排泄剂
    - 阻断尿酸的重吸收，增加尿液中尿酸的排出量
    - 典型药物：丙磺舒、螺内酯
  - 抗痛风发作药
    - 痛风发作时使用，减缓痛风导致的疼痛
    - 典型药物：秋水仙碱、阿司匹林、吲哚美辛等

习题

习题答案

一、单项选择题

1. 解热镇痛药的镇痛机理是（　　）。
   A. 抑制前列腺素的活性
   B. 抑制环氧化酶的活性
   C. 提高前列腺素水平
   D. 提高环氧化酶水平

2. 关于阿司匹林的叙述正确的是（　　）。
   A. 水杨酸的解热镇痛作用强于阿司匹林
   B. 阿司匹林易溶于水，难溶于乙醇
   C. 部分人服用阿司匹林后会出现哮喘症状
   D. 酰化制备阿司匹林时，应快速升温以防止副产物生成

3. 不适合儿童使用的解热镇痛或抗炎药物是（　　）。
   A. 阿司匹林
   B. 对乙酰氨基酚
   C. 布洛芬
   D. 双氯芬酸钠

4. 塞来昔布属于（　　）非甾体抗炎药。
   A. 吡唑酮类
   B. 1,2-苯并噻嗪类
   C. 芳基烷酸类
   D. 选择性 COX-2 抑制剂

5. 含有烯醇式结构的非甾体抗炎药是（　　）。
    A. 萘普生
    B. 吡罗昔康
    C. 布洛芬
    D. 双氯芬酸

6. 具有双重镇痛作用的抗炎药是（　　）。
    A. 双氯芬酸钠
    B. 塞来昔布
    C. 吲哚美辛
    D. 布洛芬

7. 布洛芬的分子结构式是（　　）。

A.
B.
C.
D.

8. 1,2-苯并噻嗪类药物结构中含有（　　）。
    A. 烯醇结构
    B. 双胍结构
    C. 内酯结构
    D. 酰脲结构

9. 别嘌醇属于（　　）。
    A. 嘌呤结构类似物
    B. 尿酸合成阻断剂
    C. 尿酸排泄剂
    D. 抗痛风发作药

10. 用于急性痛风，对骨髓有直接抑制作用的是（　　）。
    A. 别嘌醇
    B. 阿司匹林
    C. 秋水仙碱
    D. 苯溴马隆

11. 环氧化酶是（　　）合成的限速酶。
    A. 前列腺素
    B. 嘌呤
    C. 乙酰胆碱
    D. 叶酸

二、多项选择题

1. 按化学结构分类，解热镇痛药包括（　　）。
    A. 水杨酸类
    B. 苯胺类
    C. 苯磺酰胺类
    D. 吡唑酮类

2. 下列药物属于非甾体抗炎药的有（　　）。
    A. 保泰松
    B. 左氧氟沙星
    C. 布洛芬
    D. 吡罗昔康

3. 可用于缓解运动导致扭伤的药物有（　　）。
    A. 阿司匹林
    B. 吲哚美辛
    C. 布洛芬
    D. 双氯芬酸钠

4. 对乙酰氨基酚的作用有（　　）。
    A. 解热
    B. 抗炎

C. 抗菌   D. 镇痛

5. 以下人群禁用美洛昔康的有（   ）。

     A. 儿童   B. 孕妇

     C. 15 岁以下青少年   D. 哺乳期妇女

6. 抗痛风药分为（   ）。

     A. 尿酸合成阻断剂   B. 抗痛风发作药

     C. 尿酸排泄剂   D. 嘌呤结构类似物

7. 痛风发作时可选择的药物有（   ）。

     A. 阿司匹林   B. 吲哚美辛

     C. 别嘌醇   D. 秋水仙碱

三、简答题

1. 作为解热镇痛药，阿司匹林与对乙酰氨基酚有什么异同？

2. 写出非甾体抗炎药的类别，每类至少列举一种药物。

3. 写出抗痛风药的类别，每类至少列举一种药物。

第三章　合成抗感染药物

学习目标

知识目标：掌握化学合成抗感染药、抗生素典型药物的化学结构、理化性质和作用机理。

能力目标：能够初步指导使用抗感染药。

素质目标：树立远大理想，培养家国情怀。

情境导入

顾客来到零售药店向营业员提出：近期感冒流行，听说奥司他韦对感冒有效，他打算买一些来服用，以预防流感。对于顾客的这种要求，作为药学服务人员，应如何做好说明工作。

医学上的感染指的是病原微生物或寄生虫侵入人体引起局部或全身炎症反应。能抑制或杀灭病原微生物或寄生虫的药物称为抗感染药，包括合成抗感染药和抗生素。

合成抗感染药指使用小分子原料，在人为控制的反应器和条件下，通过化学反应制备得到的抗感染药物，包括合成抗菌药及除抗生素外的其他类抗感染药。在具体分类上有磺胺类抗菌药物及抗菌增效剂、喹诺酮类抗菌药物、抗结核药物、抗真菌药物、抗病毒药物、抗寄生虫药物。

一、磺胺类抗菌药物及抗菌增效剂

对氨基苯磺酰胺简称磺胺，是磺胺类药物的母体。磺胺在 1908 年就已经被合成，但在当时它只作为合成偶氮染料的中间体。1932 年德国生物化学家杜马克发现磺胺类化合物百浪多息在动物体内的抗链球菌、葡萄球菌作用，次年报告了百浪多息治疗败血症的病例，磺胺类化合物的抗菌作用逐渐为人知晓。

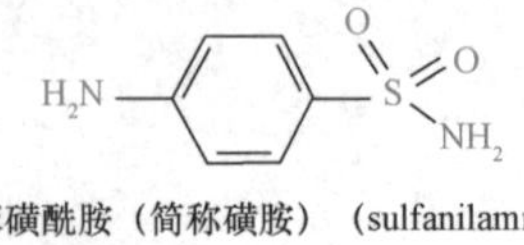

对氨基苯磺酰胺（简称磺胺） (sulfanilamide)

磺胺类药物的发现开创了化学治疗的新纪元，使死亡率很高的细菌感染性疾病得到有效控制，对药物化学的发展起了重要的作用。

关于磺胺类药物的作用机制，得到公认并被实验证实的是 Wood-Fields 学说。细菌生长繁殖必需的核酸是在菌体内，以对氨基苯甲酸(PABA)为主要底物，在二氢叶酸合成酶催化下，历经对氨基苯甲酸→二氢叶酸→四氢叶酸→核酸的过程得到。磺胺类药物是

PABA 的结构类似物，能与二氢叶酸合成酶结合生成无功能的化合物，最终导致核酸合成受阻而产生抑菌作用。磺胺类药物是与 PABA 竞争性结合二氢叶酸合成酶而发挥药效，因此首剂加倍才能迅速达到有效血药浓度而产生抑菌作用。

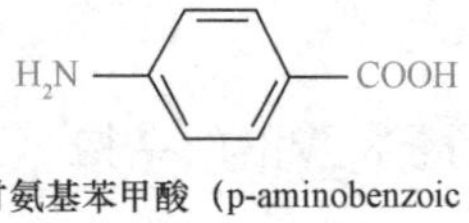

对氨基苯甲酸（p-aminobenzoic acid）

磺胺类药物均具有酸碱两性，其酸性比碳酸弱，所以磺胺类药物注射液不能与其他酸性注射液配伍使用。磺酰氨基上的氢原子比较活泼，与氢氧化钠成盐后可被银、铜等金属离子取代生成不同颜色的金属盐沉淀。

该类药物的芳香第一胺具有还原性，易被空气氧化，可在酸性溶液中与亚硝酸钠反应生成重氮盐，碱性条件下与 β-萘酚生成橙红色或猩红色沉淀。

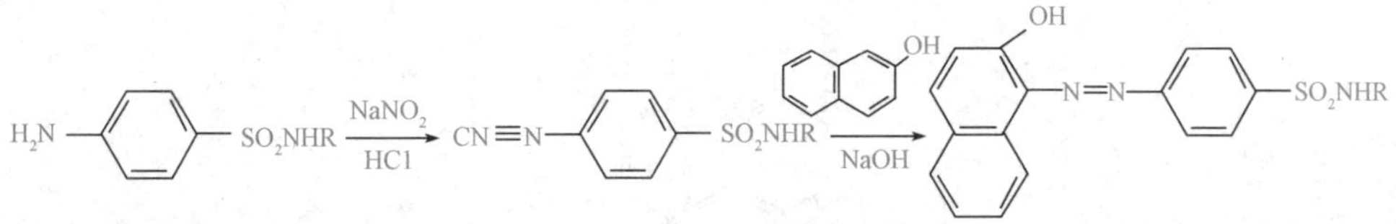

磺胺嘧啶化学名为 N-2-嘧啶基-4-氨基苯磺酰胺，简称 SD。白色或类白色结晶、粉末；无臭，无味；遇光色渐变暗。在乙醇或丙酮中微溶，不溶于乙醚和三氯甲烷，在稀盐酸、强碱中溶解，m. p. 255～256 ℃。

磺胺嘧啶（sulfadiazine）

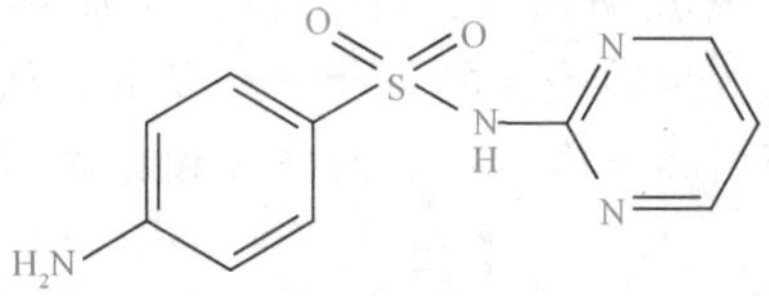

磺胺嘧啶钠盐水溶液能吸收空气中的二氧化碳，析出沉淀。本品在血液中的有效浓度高、血清蛋白结合率低、易透过血脑屏障，为预防和治疗流行性脑炎的首选药。与硝酸银溶液反应生成磺胺嘧啶银，具有抗菌作用和收敛作用，用于烧伤、烫伤创面的抗感染。

抗菌增效剂指与抗菌药配伍使用后能增强抗菌药抗菌活性的药物。

甲氧苄啶（tnimethoprim）

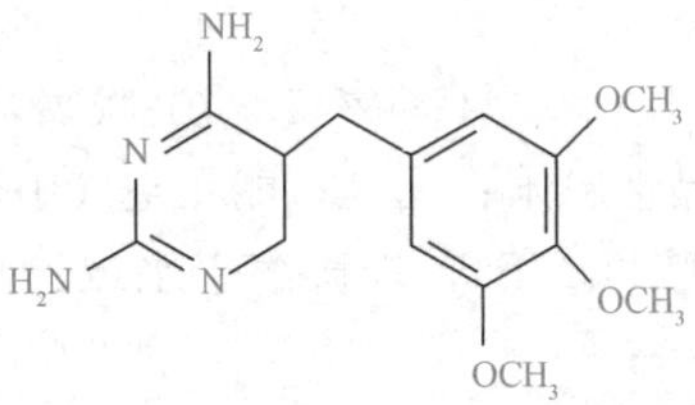

本品化学名为 5-[(3，4，5-三甲氧基苯基)甲基]-2,4-嘧啶二胺。

本品又名甲氧苄氨嘧啶、磺胺增效剂、TMP，白色或类白色结晶性粉末；无臭，味苦；在三氯甲烷中略溶，在乙醇或丙酮中微溶，在水中几乎不溶，在乙酸中易溶，m. p. 199～203 ℃。

甲氧苄啶的抗菌谱与磺胺类药物类似，单独使用时易引起细菌的耐药性。常与磺胺甲噁唑合用，治疗呼吸道感染、尿路感染、肠道感染、脑膜炎和败血症等，还可增强多种抗生素的抗菌作用。磺胺甲噁唑在体内代谢生成的乙酰化产物溶解度低，易在泌尿系统析出结晶，特别是酸性条件下更易析出结晶，所以长期使用本品时应与碳酸氢钠同服，以碱化尿液，提高乙酰化物在尿中的溶解度，且服药期间应注意多饮水。

二、喹诺酮类药物

喹诺酮类抗菌药由于具有 4-吡啶酮-3-羧酸的结构，又称为吡酮酸类药物。该类药物名称为"××沙星"。

喹诺酮类药物的开发源于抗疟药氯喹的发现。通过对氯喹结构的改造，得到了第一代喹诺酮类抗菌药物。之后，以此为基础进行结构改造，陆续得到多种喹诺酮类药物。至今该类药物已开发到第四代，第四代药抗菌谱广，抗菌作用强，可用于需氧菌感染或混合感染，主要代表药物有莫西沙星（moxifloxacin）、加替沙星（gatifloxacin）、帕珠沙星（pazufloxacin）等。

喹诺酮类药物的基本结构

喹诺酮类药物结构中的 3-位羧基和 4-位酮基极易与金属离子生成螯合物，从而影响软骨发育。所以，妊娠期妇女、哺乳期妇女、18 岁以下未成年人禁用。该类药物也不宜和含钙、铁等的食物和药物共用。少数喹诺酮类药物易发生光敏反应及光毒性。因此，使用喹诺酮类期间及最后一次用药后 3 天内应避免紫外线和日光照射，并多饮水，保持 24 h 排尿量在 1 200 mL 以上。

诺氟沙星（norfloxacin）

本品化学名为 1-乙基-6-氟-1，4-二氢-4-氧代-7-(1-哌嗪基)3-喹啉羧酸，又名氟哌酸。

本品为类白色至淡黄色结晶性粉末；无臭；能在空气中吸收水分，遇光后颜色逐渐变深。略溶于 N，N-二甲基甲酰胺（DMF），极微溶于水或乙醇；易溶于乙酸、盐酸和氢氧化钠溶液。

本品具有较好的组织渗透性，广谱抗菌，通过抑制细菌 DNA 螺旋酶和拓扑异构酶 IV 起抗菌作用，对革兰阴性菌、革兰阳性菌均有较好的抑制作用。口服后部分吸收，在脑组织和骨组织中的浓度低，尿液和肠道中浓度高。其在临床上主要用于敏感菌引起的肠道和尿路感染的治疗。

三、抗真菌药物

真菌是一类具有真正细胞核、能生成孢子、无叶绿体的真核生物，包括霉菌、酵母菌、蕈菌和菌菇类。

真菌感染分为浅表真菌感染和深部真菌感染，以浅表感染为主，占真菌病患者的90%。浅表感染发生在皮肤、黏膜和皮下组织，深部感染发生在内脏、泌尿系统、脑和骨髓等处。临床上目前使用的抗真菌药有抗真菌抗生素、氮唑类抗真菌药和其他抗真菌药。其中，氮唑类抗真菌药是最大的一类。

(一)抗真菌抗生素

抗真菌抗生素按结构分为非多烯类和多烯类。非多烯类代表药物有灰黄霉素和西卡宁，用于浅表真菌感染。

多烯类抗真菌抗生素是第一类能有效对抗深层真菌感染的药物。它们属于大环内酯类抗生素，通过与真菌细胞膜上固醇结合，损伤膜的通透性起抑菌作用。此类药物性质不稳定，易被破坏，代表药物有两性霉素 B、制霉菌素。

(二)氮唑类抗真菌药

氮唑类抗真菌药可用以下通式表示：

$n=0, 1$ X=N, CH

以唑环的 1-位氮原子通过中心碳原子与芳烃基 Ar 相连，芳烃基 Ar 一般为一卤代或二卤代苯环。

氮唑类抗真菌药分为咪唑类抗真菌药和三氮唑类抗真菌药。咪唑类药物主要有克霉唑、益康唑、咪康唑和酮康唑；三氮唑类药物主要有氟康唑、伊曲康唑等。酮康唑含有乙酰哌嗪和缩酮结构，主要缺点是肝毒性大。2017 年，经国家食品药品监督管理总局组织和审定，将复方酮康唑发用洗剂调出非处方药目录，按处方药管理。

克霉唑(clotrimazole)　　　益康唑(econazole)　　　咪康唑(miconazole)

氟康唑结构中含有 2 个弱碱性的三氮唑环和 1 个亲脂性的 2,4-二氟苯基，抗菌活性强，口服吸收效果好。

氟康唑（fluconazole）

本品化学名为本品为 α-(2,4-二氟苯基)-α-(1H-1,2,4-三唑-1-基甲基)-1H-1,2,4-三唑-

1-基乙醇。

本品为白色或类白色结晶性粉末，无臭，可经口服或注射给药，蛋白结合率较低，生物利用率高，并具有穿透中枢的特点。对新型隐性球菌、白色念珠菌及其他念珠菌、黄曲菌等均有作用。

固醇又称甾醇，它们以环戊烷多氢菲为基本结构，并含有羟基。固醇是构成真菌和哺乳动物细胞膜的重要成分，对细胞膜上的酶和离子转运蛋白的功能执行起重要作用。真菌细胞膜的固醇是麦角固醇，哺乳动物的是胆固醇。

麦角甾醇（ergosterol）

氮唑类抗真菌药通过咪唑环的 3-位或三氮唑环的 4-位氮原子细胞色素 P-450 酶系的血红素辅基中的 3 价铁离子形成配位键结合，竞争抑制真菌细胞色素去甲基酶的活性，抑制麦角固醇的生物合成而发挥抗菌作用。

（三）其他类抗真菌药

其他抗真菌药有萘替芬、特比萘芬、阿莫罗芬、氟胞嘧啶等。

萘替芬、特比萘芬具有烯丙胺结构，作用于真菌细胞内的角鲨烯环氧化酶，使麦角固醇合成受阻，影响细胞膜的形成而达到杀菌或抑菌作用。

氟胞嘧啶原为抗肿瘤药，后发现具有抗真菌作用。临床上与氟康唑、两性霉素 B 等合并使用。

四、抗结核药物

结核分枝杆菌简称"结核杆菌"，是一类专性需氧细菌，生长缓慢，抗酸染色阳性，无鞭毛但有菌毛。细胞壁无革兰阳性菌的胞壁酸，也无革兰阴性菌的脂多糖，对干燥、冷、酸、碱等抵抗力强。该菌是结核病的病原体，可侵犯人体各组织器官，以肺部感染最常见。

结核杆菌的细胞壁有高度亲水的类脂，因此对醇、酸、碱和某些消毒剂高度稳定。结核病的治疗临床上以联合用药为主。

根据化学结构，抗结核药可分为合成抗结核药、抗结核抗生素两类，其中属于一线抗结核药的有链霉素、利福平、异烟肼和乙胺丁醇。此外，还有对氨基水杨酸钠、吡嗪酰胺。

乙胺丁醇（ethanbutol）　　　　　吡嗪酰胺（pyrazinamide）

含氟喹诺酮类药物如氧氟沙星、环丙沙星和莫西沙星具有较高的抗结核杆菌作用和较低的副作用，与其他抗结核药无交叉耐药性，现已成为耐药性结核病的主要选用药物。贝达喹啉是新上市的新型抗结核药，对结核分枝杆菌有很好的抑制作用，用于成人耐多药肺结核的治疗。

（一）合成抗结核药

异烟肼（isoniazid）

本品化学名为 4-吡啶甲酰肼，又名雷米封。

本品为无色结晶或白色结晶性粉末；无臭，味微甜后苦；遇光渐变质；易溶于水，微溶于乙醇，极微溶于乙醚，m.p. 170～173 ℃。

本品含有肼结构，具较强还原性，受光、重金属离子、温度、pH 等因素影响后分解生成异烟酸和游离肼。游离肼有较大毒性。异烟肼对结核杆菌有强大的抑制和杀灭作用，作为各型结核病治疗的首选药物之一，须与其他第一线药物联合应用，以增加疗效和避免细菌产生耐药性。该药口服吸收快，食物及各种耐酸性药物可以干扰或延误其吸收，因此应空腹服用。

大剂量异烟肼可损害肝脏，引起转氨酶暂时性升高。快乙酰化型、35 岁以上及嗜酒者较易发生这种状况。因此，用药期间应定期检查肝功能，肝病患者慎用，一旦患上肝炎，严禁继续使用。

（二）抗结核抗生素

硫酸链霉素通过与结核杆菌核蛋白 30S 亚基结合来抑制菌体蛋白的合成，从而达到抑菌作用。临床上用于治疗各种结核病。

利福霉素由链丝菌发酵产生，包括利福霉素 A、B、C、D、E 等物质，性质不稳定，仅有利福霉素 B 能分离得到纯品。对利福霉素进行结构改造得到利福平，其抗结核活性比利福霉素高 32 倍，但细菌较易对其产生耐药性。

利福平（rifampin）

本品化学名为 3-[[(4-甲基-1-哌嗪基)亚氨基]甲基]利福霉素，又名甲哌利福霉素。

本品为鲜红或暗红色结晶性粉末，无臭，无味；在三氯甲烷中易溶，在甲醇中溶解，在水中几乎不溶。本品遇光易变质，水溶液易氧化损失效价。

本品含有 1，4-萘二酚结构，在碱性条件下易氧化成醌型化合物。在强酸性条件下，萘环 3-位的醛缩氨基哌嗪在 C=N 处分解。

本品在肠道中被迅速吸收，食物可干扰吸收，故应空腹使用该药。本品在体内代谢生成的脱乙酰基利福霉素仍有抗菌活性，但仅为利福平的 1/10～1/8。本品代谢物具有色素基因，因而使用后尿液、粪便、唾液、泪液、痰液及汗液常呈橘红色。

五、抗病毒药物

病毒是一种个体微小，结构简单，只含一种核酸(DNA 或 RNA)，必须在活细胞内寄生并以复制方式增殖的非细胞型微生物。

病毒的种类繁多，约 60％的流行性传染病由病毒感染引起，如流行性感冒、乙型病毒性肝炎、脊髓灰质炎、狂犬病、艾滋病和禽流感等。抗病毒药物是一类用于预防和治疗病毒感染的药物，它通过影响病毒复制周期的某个环节实现抗病毒作用。按照化学结构，该类药物分为核苷类和非核苷类。

(一)核苷类抗病毒药物

核苷类抗病毒药物是天然核苷的结构类似物，竞争性地作用于 RNA 病毒的逆转录酶或 DNA 病毒的聚合酶活性中心，嵌入正在合成的病毒 DNA 链中，终止链的延长，从而抑制病毒的复制。该类药物选择性差，易对宿主细胞产生毒性。

常用的核苷类抗病毒药物有齐多夫定、拉米夫定、司他夫定、更昔洛韦、阿昔洛韦、阿德福韦等。

阿昔洛韦（acyclovir）

本品化学名为 9-(2-羟乙氧甲基)鸟嘌呤，又名无环鸟苷，缩写是 ACV。

本品为白色结晶性粉末；无臭，无味；微溶于水，m. p. 256～257 ℃。

阿昔洛韦是鸟嘌呤核苷类似物，可口服或制成钠盐供注射使用，系广谱抗病毒药物，毒性低，作为抗疱疹病毒的首选药，广泛用于治疗疱疹性角膜炎、生殖器疱疹、全身性带状疱疹及疱疹病毒性脑炎，还可用于治疗乙型病毒性肝炎。

(二)非核苷类抗病毒药物

非核苷类抗病毒药物有利巴韦林、金刚烷胺、金刚乙胺、膦甲酸和奥司他韦等。它们的作用机制各不相同，如利巴韦林、膦甲酸通过干扰病毒核酸复制来起到抗病毒作用。

金刚烷胺可以抑制病毒颗粒穿入宿主细胞，也可以抑制病毒的早期复制和阻断病毒脱壳，以及病毒核酸侵入宿主细胞，能有效预防和治疗所有 A 型流感病毒，但对 B 型流感病毒引起的呼吸道感染无效。

神经氨酸酶(NA)又称唾液酸酶，是一种存在于流感病毒 A 和 B 表面的糖蛋白，是病毒复制的关键酶，它能促进新生流感病毒从宿主细胞释放，并加快流感病毒感染其他宿主细胞的速度。

磷酸奥司他韦（oseltamivir phosphate）

本品化学名为(3R，4R，5S)-4-乙酰氨基-5-氨基-3(1-乙丙氧基)-1-环己烯-1-羧酸乙酯磷酸盐。

奥司他韦通过抑制流感病毒表面的神经氨酸酶，有效阻断病毒复制过程。临床用于预防和治疗 A 型和 B 型流感病毒导致的流行性感冒，是预防和治疗 H5N1 型禽流感的首选药物。本品只能用于流感治疗，对普通感冒和细菌感染无效。同时，使用该药物时要注意时机，应在患病 48 小时内使用。

六、抗寄生虫药物

寄生虫指寄生在其他动物体内的低等生物，包括众多种类、形态和生活方式不同的病原体。人体寄生虫有蛔虫、钩虫、滴虫、疟原虫、血吸虫等。

(一)驱肠虫药

驱肠虫药能麻痹虫体的神经肌肉系统，使其失去附着肠壁的能力而被排出体外，包括哌嗪类、咪唑类、嘧啶类、三萜类和酚类。目前临床上使用得最多的是咪唑类药物，常用的有盐酸左旋咪唑、阿苯达唑、甲苯咪唑等。

阿苯达唑（albendazole）

本品化学名为 5-(丙硫基)-2-苯并咪唑—氨基甲酸甲酯，又名丙硫咪唑、肠虫清。

本品为白色或类白色粉末；无臭，无味；溶于大多数有机溶剂，不溶于水，溶于乙醇，m. p. 208～210 ℃。

本品对蛔虫、蛲虫、钩虫、鞭虫的成虫和虫卵均有作用，属于广谱驱肠虫药。实验发现，本品治疗剂量有致畸作用和胚胎毒性，因此，妊娠妇女、哺乳期妇女及 2 岁以下婴幼儿禁用。

(二)抗疟药物

疟疾是一种古老的、由按蚊传播的虫媒传染病，流行于热带和亚热带地区。临床上常见的疟疾有恶性疟、间日疟和三日疟。

第一个被用于临床的抗疟药是奎宁，从茜草科植物金鸡纳树皮中提取得到，对各种疟原虫的红细胞内期裂殖体均有较强的杀灭作用。对奎宁进行结构改造可以得到氯喹和伯氨喹。乙胺嘧啶对疟原虫有较强抑制作用，在临床上作为预防药物使用。

1971 年，我国科学家首次从植物黄花蒿中提取并分离得到具有倍半萜内酯结构的新型抗疟药青蒿素，这是一种速效、高效、低毒抗疟药。以青蒿素为先导化合物，对其进行结构改造得到蒿甲醚和青蒿琥酯，它们的抗疟活性超过青蒿素。青蒿素类系列药物的成功开发为抗疟药物的研究开辟了新的领域。2015 年，青蒿素研发小组负责人屠呦呦由于发现青蒿素和双氢青蒿素为科学研究做出了突出贡献，从而获得诺贝尔生理学或医学奖，成为首位获得诺贝尔科学类奖项的中国本土科学家、第一位获得诺贝尔生理学或医学奖的中国科学家。

青蒿素（artemisinin）

本品化学名为（3R，5aS，6R，8aS，9R，12S，12aR)-八氢-3，6，9-三甲基-3,12-桥氧-12H-吡喃[4，3-j]-1,2-苯并二塞平-10(3H)-酮。

本品为无色针状结晶；味苦；在丙酮、乙酸乙酯、三氯甲烷中易溶，在稀乙醇、乙醇和甲醇、乙醚及石油醚中溶解，在水中几乎不溶，m.p.156~167 ℃。

本品主要用于间日疟、恶性疟疾的症状控制，以及耐氯喹虫株感染的治疗，也可用来治疗凶险型恶性疟，如脑疟、黄疸型等。亦可用以治疗系统性红斑狼疮与盘状红斑狼疮。

七、其他类合成抗菌药物

盐酸小檗碱（berbine）

盐酸小檗碱又名盐酸黄连素，属于异喹啉类抗菌药物，是黄连和三颗针等植物的生物碱。本品为黄色结晶性粉末，味极苦，具有抗菌活性、毒性低、副作用小，主要用于治疗肠道感染及细菌性痢疾。工业生产上，以氰化钾为原料，经烷基化、氯甲基化、氰化、醇解、缩合和环合六步反应来制备。

本品可引起溶血性贫血而导致黄疸，因此溶血性贫血患者禁用，葡萄糖-6-磷酰脱氢酶缺乏症患者也禁用。

甲硝唑（metronidazole）

本品化学名为 2-甲基-5-硝基咪唑-1-乙醇。

硝基咪唑类抗菌药物主要有甲硝唑、替硝唑，在临床上除用于治疗滴虫病和治疗阿米巴虫病外，近年来广泛应用于厌氧菌引起的系统及局部感染上。

甲硝唑在体内能抑制乙醛脱氢酶的活性，使乙醛由于不能进一步代谢而蓄积，使人出现严重的醉酒样反应。作为橡胶硫化促进剂的双硫仑是一种白色或近白色的晶体粉末，溶于大多数有机溶剂，微溶于水。分子结构式如下：

双硫仑

乙醇进入体内后，先在肝脏内转化为乙醛，再经乙醛脱氢酶作用转化为乙酸，乙酸进入三羧酸循环彻底分解为水和二氧化碳。双硫仑在人体内的代谢物能抑制乙醛脱氢酶的活性，造成乙醛蓄积，使人出现面部潮红、头痛、心悸等醉酒症状。硝基咪唑类抗菌药、头孢菌素类、氯霉素等药物在体内也能抑制乙醛脱氢酶的活性，使人出现类似双硫仑导致的症状，这就是"双硫仑样反应"。

情境解析

奥司他韦属于处方药，需凭医生开的处方购买和使用。

日常所称的"感冒"包括普通感冒和流行性感冒，奥司他韦适用于对流行性感冒的治疗，尤其是儿童和老人。人们在患上流行性感冒之后，应在症状出现的 48 小时之内按说明书服用药物，此时效果最好。普通感冒具有自愈性，一般情况下不需要服用药物，注意饮食，多休息即可。若要服用药物，也应对症，可选用酚麻美敏、氨酚美麻等，不可同时服用多种感冒药。另外，奥司他韦对普通感冒没有作用。

知识拓展

安妥沙星

1946 年，美国斯特林·怀特研究院的有机化学家勒谢（George Y. Lesher, 1926—1990）博士在合成氯奎宁的过程中发现了副产物萘啶酸。经过常规筛选，他发现萘啶酸具有抗菌活性。1962 年，萘啶酸被用来治疗尿路感染，由萘啶酸衍生出喹诺酮类抗菌药物。

这类药物具有广谱抗菌、活性强、生物利用度高、使用方便、与其他抗菌药无交叉耐药性等特点。到 1978 年，喹诺酮类药物已发展至第三代，其中的典型品种有诺氟沙星、环丙沙星、氧氟沙星等。我国在 1967 年就成功仿制出萘啶酸，但在此后的几十年里一直没有自主研发的该类新药上市。1993 年，中国科学院上海药物研究所的杨玉社研究员和嵇汝运院士带领团队，采用结构优化的策略开始研发第三代喹诺酮类药物，并成功合成了一种新的喹诺酮类药物，将其命名为盐酸安妥沙星。

1997 年，中国科学院上海药物研究所申请了盐酸安妥沙星及其系列化合物的专利，2000 年获国家知识产权局专利局授权的化合物、合成工艺、抗菌药用途等专利权，2009 年 4 月 15 日获得国家食品药品监督管理局颁发新药证书。2001 年，安徽环球药业股份有限公司接受安妥沙星专利转让，开展临床研究，加快了上市的步伐。2008 年 8 月，盐酸安妥沙星在申报国家"重大新药创制"重大科技专项时获得审评专家的高度认可，评分居化学类新药首位。

思维导图

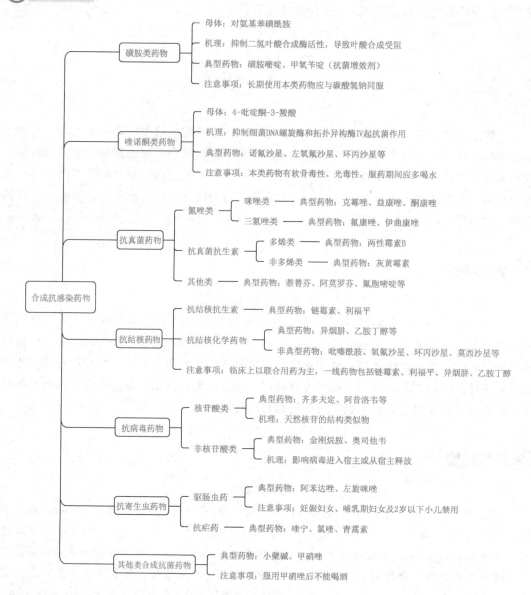

习题

一、单项选择题

1. "磺胺"的全称是(　　)。

  A. 苯磺酰胺

  C. 对乙酰胺

  B. 对氨基苯磺酰胺

  D. 氨基苯胺

2. 因磺胺类药物的发现而死亡率大幅下降的疾病是(　　)。

  A. 病毒感染

  C. 细菌感染

  B. 真菌感染

  D. 恶性肿瘤

习题答案

3. 磺胺嘧啶的作用对象是（　　）。
   A. 叶酸　　　　　　　　　　　　B. 二氢叶酸
   C. 核酸　　　　　　　　　　　　D. 二氢叶酸合成酶

4. 长期使用甲氧苄啶应同服（　　）。
   A. 碳酸氢钠　　　　　　　　　　B. 氢氧化钠
   C. 碳酸钠　　　　　　　　　　　D. 亚硫酸氢钠

5. 喹诺酮类药物名称的结尾是（　　）。
   A. 西林　　　　　　　　　　　　B. 沙星
   C. 地平　　　　　　　　　　　　D. 霉素

6. 以下药物的名称是（　　）。

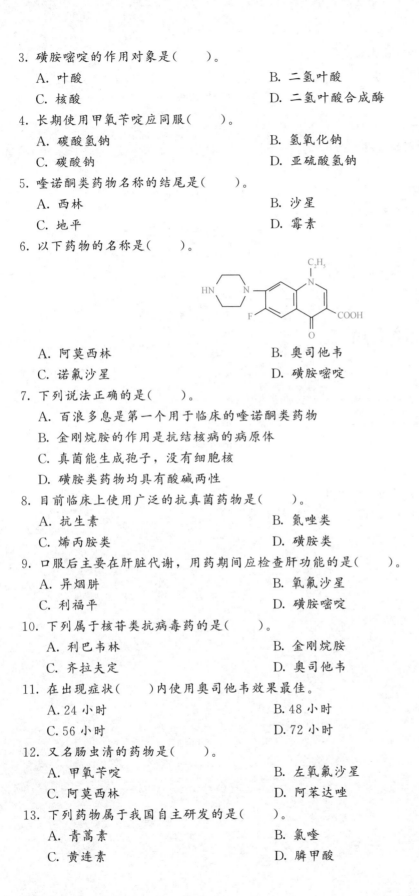

   A. 阿莫西林　　　　　　　　　　B. 奥司他韦
   C. 诺氟沙星　　　　　　　　　　D. 磺胺嘧啶

7. 下列说法正确的是（　　）。
   A. 百浪多息是第一个用于临床的喹诺酮类药物
   B. 金刚烷胺的作用是抗结核病的病原体
   C. 真菌能生成孢子，没有细胞核
   D. 磺胺类药物均具有酸碱两性

8. 目前临床上使用广泛的抗真菌药物是（　　）。
   A. 抗生素　　　　　　　　　　　B. 氮唑类
   C. 烯丙胺类　　　　　　　　　　D. 磺胺类

9. 口服后主要在肝脏代谢，用药期间应检查肝功能的是（　　）。
   A. 异烟肼　　　　　　　　　　　B. 氧氟沙星
   C. 利福平　　　　　　　　　　　D. 磺胺嘧啶

10. 下列属于核苷类抗病毒药的是（　　）。
    A. 利巴韦林　　　　　　　　　　B. 金刚烷胺
    C. 齐拉夫定　　　　　　　　　　D. 奥司他韦

11. 在出现症状（　　）内使用奥司他韦效果最佳。
    A. 24 小时　　　　　　　　　　B. 48 小时
    C. 56 小时　　　　　　　　　　D. 72 小时

12. 又名肠虫清的药物是（　　）。
    A. 甲氧苄啶　　　　　　　　　　B. 左氧氟沙星
    C. 阿莫西林　　　　　　　　　　D. 阿苯达唑

13. 下列药物属于我国自主研发的是（　　）。
    A. 青蒿素　　　　　　　　　　　B. 氯喹
    C. 黄连素　　　　　　　　　　　D. 膦甲酸

14. 抗疱疹病毒的首选药是（　　　）。
    A. 氟康唑
    B. 环丙沙星
    C. 阿昔洛韦
    D. 吡嗪酰胺

二、多项选择题

1. 禁用莫西沙星的人群有（　　　）。
    A. 老年人
    B. 孕妇
    C. 哺乳期妇女
    D. 18 岁以下未成年人
2. 属于一线的抗结核药物有（　　　）。
    A. 链霉素
    B. 利福平
    C. 异烟肼
    D. 乙胺丁醇
3. 下列疾病中由病毒引起的有（　　　）。
    A. 流行性感冒
    B. 流行性脑炎
    C. 艾滋病
    D. 脊髓灰质炎
4. 具有抗疟作用的药物有（　　　）。
    A. 奎宁
    B. 氯喹
    C. 青蒿素
    D. 乙胺嘧啶
5. 服用后饮酒能引起双硫仑样反应的药物有（　　　）。
    A. 头孢拉定
    B. 甲硝唑
    C. 酮康唑
    D. 氯霉素

三、简答题

1. 试写出磺胺类药物的抗菌机理。
2. 什么是双硫仑样反应？为什么"吃药不喝酒"？

第四章 抗生素

知识目标：掌握常用抗生素的化学结构、理化性质和作用机理。

能力目标：能够根据患者病情使用典型抗生素。

素质目标：培养创新思维和科学精神。

◎ 情境导入

患者，女，因身体不适到零售药店购买药物。患者自述之前出现过类似症状，服用头孢克洛后痊愈。因此，现在要指定购买某厂家出品的头孢克洛。驻店药师通过观察和对患者询问，诊断其患了流感。

此种情况下，药师应如何向患者说明用药情况？

抗生素是生物在生命活动过程中产生的，能在低微浓度下有选择地抑制或影响他种生物功能的有机物质。抗生素种类繁多，性质复杂，对其进行系统、完善的分类比较困难。按化学结构，抗生素可以分为 β-内酰胺类抗生素、大环内酯类抗生素、氨基糖苷类抗生素、四环素类抗生素和其他类抗生素。

一、β-内酰胺类抗生素

β-内酰胺类抗生素包括青霉素类、头孢菌素类、青霉烯类、单环 β-内酰胺类和 β-内酰胺酶抑制剂。它们都具有 β-内酰胺环，该环是抗菌活性必需的结构。

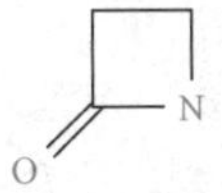

单环β-内酰胺

(一)青霉素类抗生素

从青霉菌培养液得到的天然青霉素有 7 种，分别是青霉素 G、K、X、V、N、F 和双氢青霉素，称为青霉素族。6-氨基青霉烷酸(6-APA)是青霉素的基本结构如下：

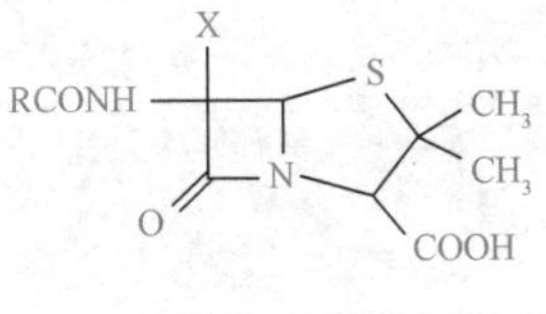

6-氨基青霉烷酸(6-APA)

其中，青霉素 G 的抗菌活性最高。它的 R 基为苄基(苯甲基)，故又名苄青霉素，通常制成其钠盐。青霉素 G 是第一个用于临床的抗生素，由青霉菌培养液中分离得到。游离的青霉素 G 是有机酸，不溶于水，可溶于有机溶剂。

苄青霉素钠（penicillin G sodium salt）

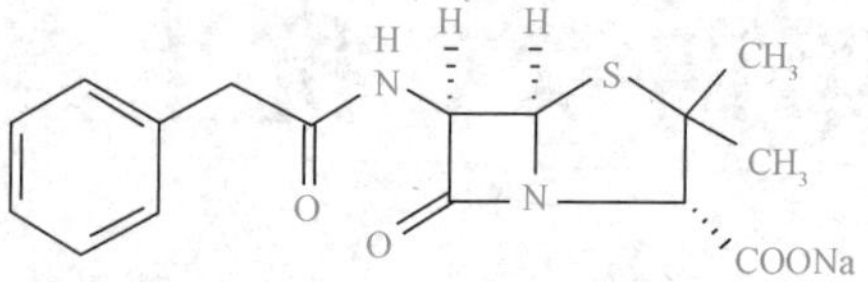

本品为白色结晶性粉末，无臭或微有特异性臭，在水中极易溶解，在乙醇中溶解，在脂肪油或液体石蜡中不溶。在酸、碱条件或 β-内酰胺酶存在下易发生 β-内酰胺开环反应而失去活性，温度、金属离子和氧化剂可加速分解反应。由于青霉素在酸性条件下分解失去抗菌活性，不能口服，也不能与酸性药物配伍。

青霉素 G 在酸性条件下的反应与酸性的强弱有关。在强酸条件或二氯化汞的作用下，青霉素 G 裂解生成青霉素酸和青霉醛酸。由于不稳定，青霉醛酸将进一步反应生成青霉醛。

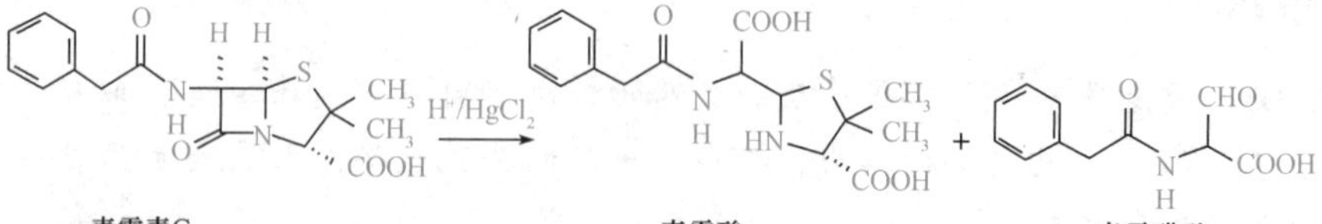

青霉素G　　　　　　　青霉酸　　　　　青霉醛酸

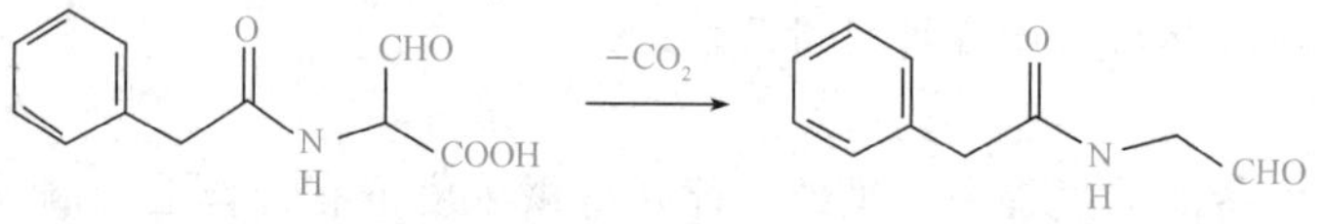

青霉醛酸　　　　　　　青霉醛

稀酸溶液(pH4.0)，在室温条件下，青霉素 G 生成青霉二酸，青霉二酸进一步分解成青霉胺和青霉醛。

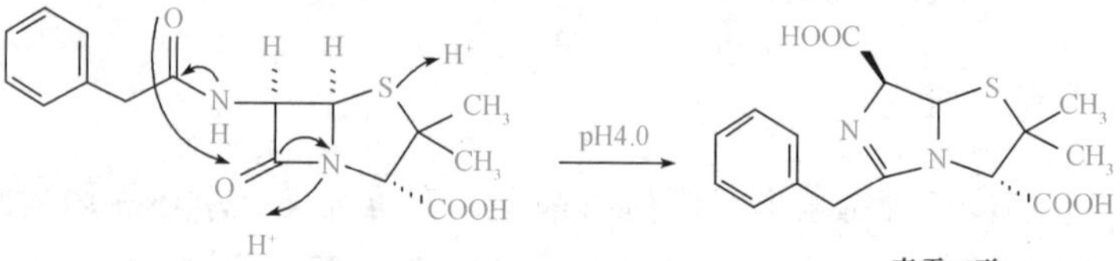

青霉二酸

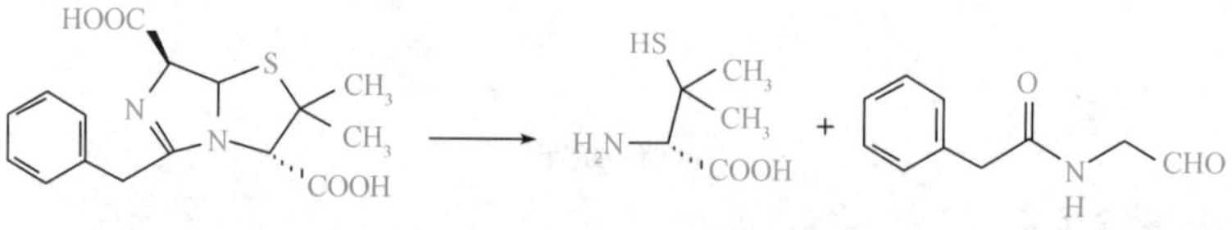

青霉胺　　　　青霉醛

在碱性条件或酶的作用下，碱性基团或酶中的亲核基团向 β 内酰胺环进攻，生成霉酸。青霉酸加热后生成青霉噻唑酸。遇二氯化汞后，青霉噻唑酸进一步分解生成青霉醛和青霉胺。

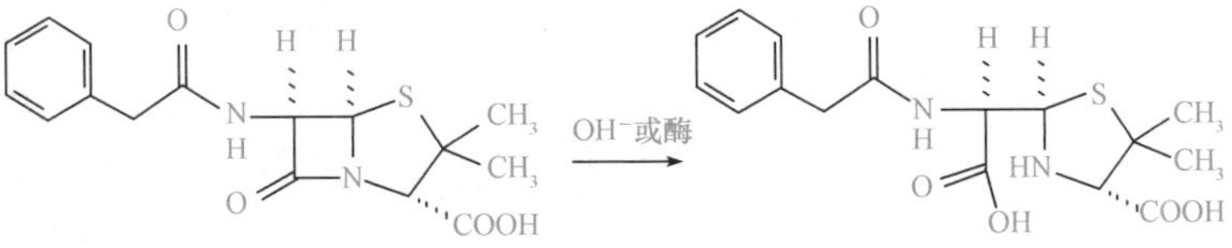

OH⁻或酶

青霉酸

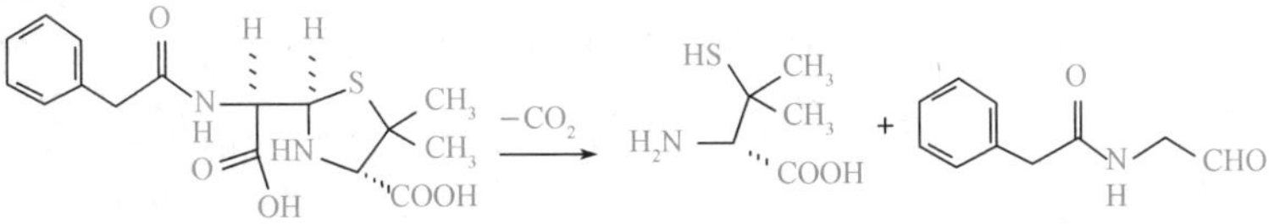

−CO₂

青霉酸　　　　青霉胺　　　　青霉醛

−CO₂

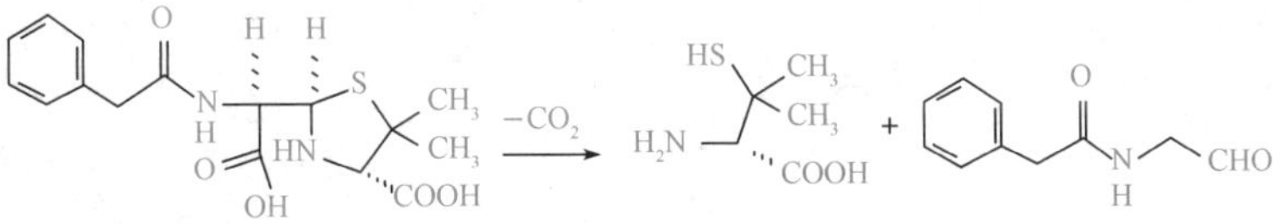

青霉酸　　　　青霉胺　　　　青霉醛

β-内酰胺类抗生素的结构与细菌细胞壁合成过程中的必需成分黏肽 D-丙氨酰-D-丙氨酸有相似结构，能竞争性与酶的活性中心结合，妨碍细菌细胞壁的合成，造成细胞壁缺损，最终导致细菌死亡。青霉素的抗菌机制使得其主要用于革兰阳性菌引起的全身或局部感染。

细菌细胞有细胞壁，哺乳动物细胞无细胞壁，因此 β-内酰胺类抗生素无法对哺乳动物产生影响，药物作用选择性高。此外革兰阳性菌（G⁺）的细胞壁黏肽含量比革兰阴性菌（G⁻）高，所以青霉素 G 对革兰阳性菌的活性高，青霉素类抗生素为谱窄抗生素。

青霉素 G 钠经注射给药后被快速吸收利用，并很快以游离酸的形式随尿液排出。为了延长青霉素 G 在体内的作用时间，可将其与丙磺舒合用。为减少青霉素 G 对皮肤的刺激，可将其与普鲁卡因一起制成盐，从而得到普鲁卡因青霉素。

针对苄青霉素存在的不能口服、不耐酸、抗菌谱窄的问题，以 6-APA 为基础对其进行化学结构改造，获得了能够克服上述缺陷的青霉素，称为半合成青霉素。

(1)耐酶青霉素：在青霉素酰胺侧链引入空间位阻大的基团，增加了 β-内酰胺的稳定性，获得了甲氧西林、苯唑西林、替莫西林等。

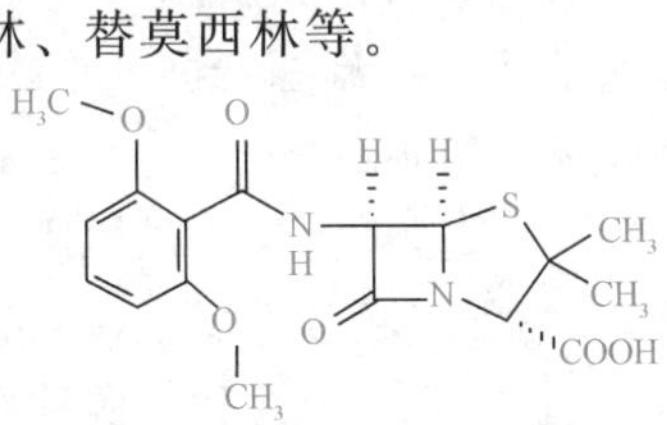

甲氧西林（meticillin）

甲氧西林是第一个用于临床的耐酶青霉素，对酸不稳定，不能口服，须大剂量注射给药以维持活性，抗菌活性低。

(2)耐酸青霉素：在 6-位侧链酰胺基 α-位引入吸电子基，增加对酸的稳定酸，得到非奈西林、萘夫西林等。

萘夫西林 (nafcillin)

萘夫西林为白色或微黄白色粉末，微臭，易溶于水、氯仿、乙醇，有引湿性，对酸稳定，对耐青霉素 G 的金黄色葡萄球菌的作用比甲氧西林强 3 倍。

（3）广谱青霉素：在青霉素酰胺侧链 α-碳原子引入亲水基团，扩大了抗菌谱，得到了氨苄西林、阿莫西林等。

阿莫西林 (amoxicillin)

本品化学名为（2S，5R，6R)-3,3-二甲基-6-[（R)-（－)-2-氨基-2-(4-羟基苯基)乙酰氨基]-7-氧代-4-硫杂-1-氮杂双环[3.2.0]庚烷-2-甲酸三水合物。

本品为白色或类白色结晶性粉末，味微苦，微溶于水，不溶于乙醇，在水中比旋度为 $+290°\sim+310°(1\text{ mg/mL})$，m. p. 202～208 ℃。

本品是在氨苄西林侧链苯基 C-4 位引入羟基而得，又名羟氨苄青霉素，抗菌谱和用途与氨苄西林相似，但口服吸收好，血药浓度较高。对革兰阳性菌的抗菌作用与青霉素相同，对革兰阴性菌如淋球菌、流感杆菌、百日咳杆菌等作用较强，但易产生耐药性。临床上主要用于泌尿系统、呼吸系统、胆道等的感染。

氨苄西林 (ampicillin)

氨苄西林口服利用度差，注射给药。对流感杆菌、痢疾杆菌、大肠埃希菌、伤寒杆菌等均有效，可用于心内膜炎、脑膜炎、败血症等。

青霉素疗效显著，缺点是可能会引发过敏反应。过敏反应的发生率最高可达 10%，居各类药物之首。青霉素本身及其降解产物不引起过敏反应，只有与蛋白质或多肽等大分子载体结合后才产生抗原性。青霉素类的过敏原有外源性和内源性两类。外源性过敏原源于生产过程，是药物和蛋白、多肽的结合产物。内源性过敏原来自药物本身。在各种因素的影响下，药物 β-内酰胺环开环后自身聚合生成高聚物成为内源性过敏原，聚合度越高过敏性越强。

（二）头孢菌素类抗生素

头孢菌素类抗生素是以头孢菌素 C 为基础，经结构改造获得的半合成广谱抗生素。7-氨基头孢烷酸(7-ACA)是头孢菌素的基本结构如下：

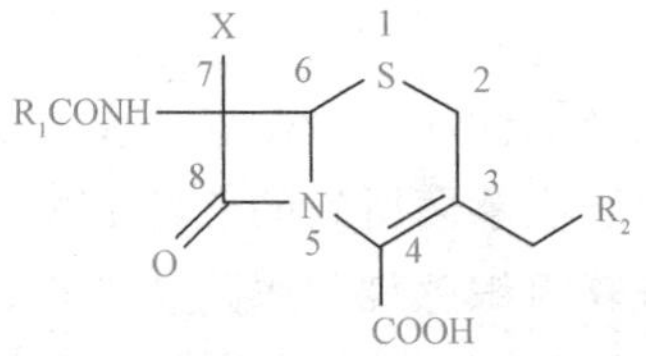

与青霉素母核相比，头孢菌素类的母核由四元的 β-内酰胺与六元的氢化噻嗪环骈合而成，稠合体系受到的环张力更小，分子结构中 C-2 双键可与 N-1 的未共用电子对共轭，因此头孢菌素类比青霉素更稳定。

从头孢菌素的结构出发，可进行结构改造的位置有：7-酰氨基部分、7-α 氢原子、环中的硫原子、3-位取代基。对 7-酰氨基的改造会对抗菌谱产生影响；7-α 氢原子影响药物对 β-内酰胺酶的稳定性；环上硫原子影响药物的抗菌效力；3-位取代基影响抗生素效力和药物动力学的性质。

临床上按药品上市的先后和抗菌谱的不同将头孢菌素类药物划分为第一代、第二代、第三代和第四代。第一代头孢菌素在 20 世纪 60 年代初开始上市。这一代的头孢菌素对革兰阴性菌的 β-内酰胺酶抵抗力较弱，所以革兰阴性菌易对第一代头孢菌素产生耐药性。第二代头孢菌素对革兰阳性的活性与第一代相近或较低，对革兰阴性菌的作用更好，抗酶性强。第三代头孢菌素对革兰阳性菌的抗菌效能普遍低于第一代，但对革兰阴性菌的作用强于第二代。第四代头孢菌素增加了对细胞膜的穿透力，抗菌活性也更强。

第一代头孢类抗生素有头孢氨苄、头孢唑林、头孢拉定、头孢羟氨苄等。

头孢氨苄（cephalexin）

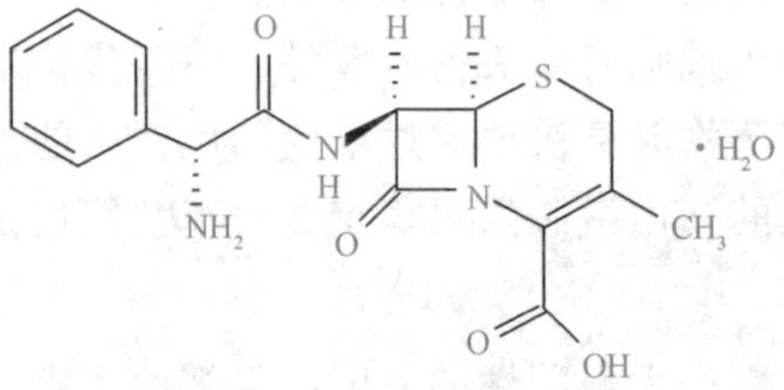

本品化学名为(6R，7R)-3-甲基-7-[(R)-2-氨基-2-苯乙酰氨基]-8-氧代-5-硫杂-1-氮杂双环[4.2.0]辛-2-烯-2-甲酸。

本品又名先锋霉素Ⅳ，白色至微黄色结晶性粉末，微臭，对革兰阳性菌作用较强，革兰阴性菌对其易产生耐药性。口服对呼吸道、扁桃体、咽喉、皮肤、软组织和生殖器官等部位的感染有效。

第二代头孢类抗生素有头孢克洛、头孢孟多、头孢呋辛等。

头孢克洛（cefaclor）

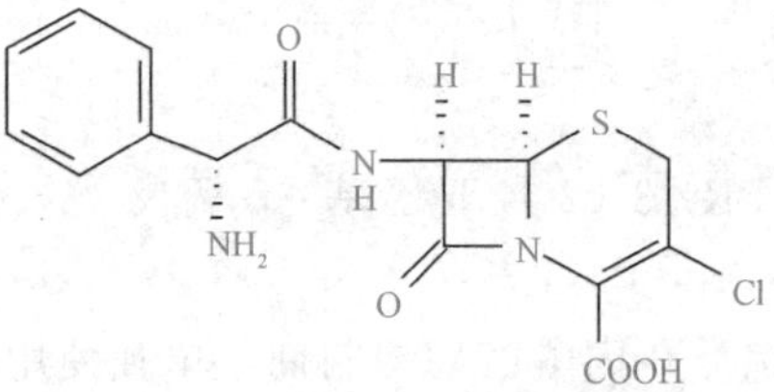

本品化学名为(6R，7R)-7-[(R)-2-氨基-2-苯乙酰氨基]-3-氯-8-氧代-5-硫杂-1-氮杂双

环[4.2.0]辛-2-烯-2-甲酸。

本品为白色至微黄色粉末或结晶性粉末，微臭，在水中微溶，在甲醇、乙醇、三氯甲烷或二氯甲烷中几乎不溶。适用于敏感菌所致的急性咽炎、急性扁桃体炎、中耳炎、支气管炎、肺炎等呼吸道感染、皮肤软组织感染和尿路感染等。

第三代头孢类抗生素有头孢噻肟、头孢曲松钠、头孢他啶、头孢克肟、头孢哌酮钠等。

头孢噻肟钠（cefotaxime sodium）

本品化学名为(6R，7R)-3-[(乙酰氧基)甲基]-7-[(2-氨基-4-噻唑基)－(甲氧亚氨基)乙酰氨基]-8-氧代-5-硫杂-1-氮杂双环[4.2.0]辛-2-烯-2-甲酸钠盐。

本品为白色、类白色或淡黄色结晶，无臭或微有特殊臭，易溶于水，微溶于乙醇，不溶于三氯甲烷，水溶液比旋度$+56°\sim+64°$(10 mg/mL)。

本品是第一个临床使用的第三代头孢类抗生素，7 位侧链的甲氧肟基、2-氨基噻唑基团增加了对 β-内酰胺酶的稳定性和药物与细菌青霉素结合蛋白的亲和力，使药物具有广谱和耐酶的特点。

头孢噻肟对革兰阴性菌的抗菌活性高于第一代、第二代头孢类抗生素，尤其对肠杆菌作用强，且对大多数厌氧菌有强抑制作用。用于敏感细菌引起的败血症、化脓性脑膜炎、呼吸道、泌尿道、胆道、消化道、生殖器等部位的感染。

第四代头孢类抗生素有头孢吡肟、头孢匹罗等。第四代头孢类抗生素的 3-位含有带正电荷的季铵基团，正电荷使药物能更快地透过革兰阴性杆菌的外膜，而且对青霉素结合蛋白有更强的亲和力，对细菌的 β-内酰胺酶更稳定。对革兰阳性菌有更强的抗菌活性。

（三）β-内酰胺酶抑制剂

细菌对 β-内酰胺类抗生素产生耐药性的原因在于细菌产生 β-内酰胺酶，该酶能破坏药物的内酰胺环，使其失去抗菌活性。当联合用药时，酶抑制剂通过抑制细菌产生的 β-内酰胺酶的活性提高抗生素的疗效。

临床上常用的 β-内酰胺酶抑制剂有氧青霉素类和青霉烷砜类，其中的代表性药物包括克拉维酸钾、氨曲南、亚胺培南、舒巴坦等。

克拉维酸钾（clavulanate potassium）

本品化学名为(Z)-(2S，5R)-3-(2-羟亚乙基)-7-氧代-4-氧杂-1-氮杂双环[3.2.0]庚烷-2-羧酸钾，又名棒酸钾。

克拉维酸钾属于氧青霉烷类 β-内酰胺酶抑制剂，单独使用无效，临床常与 β-内酰胺类抗生素制成复方制剂，具有协同作用。

二、大环内酯类抗生素

大环内酯类抗生素是由链霉菌培养而得到的弱碱性化合物。在化学结构上，其分子中含有内酯结构的环，内酯环上的羟基以苷键与1～3分子的去氧氨基糖或6-去氧糖缩合。按内酯环含原子数目的不同，可将大环内酯类抗生素分为十四元环大环内酯类抗生素、十五元环大环内酯类抗生素和十六元环大环内酯类抗生素。

大环内酯类抗生素通过与核糖体结合，产生结构破坏效应，影响肽链的生成和延长达到抑制、杀菌的作用。

十四元环大环内酯类抗生素有红霉素类及其衍生物。

红霉素由红色链丝菌产生，包括红霉素A、B和C，三者结构相近且性质相仿，抗菌效能和毒性不一样。红霉素A为主要抗菌成分；C的活性较弱，毒性较A为大；B活性低且毒性大。通常说的红霉素是指红霉素A，将红霉素B、C视为杂质。

红霉素A由红霉内酯、去氧氨基糖和克拉定糖缩合而成。红霉内酯环为14原子环，无双键；内酯环的C-3通过氧原子与克拉定糖相连，C-5通过氧原子与去氧氨基糖连接。

红霉素结构中存在多个羟基，并且在第9位上有羰基，因此在酸性条件下不稳定，易发生分子内的脱水环合现象。在酸性溶液中，红霉素C-6上的羟基与C-9的羰基形成半缩酮的羟基，再与C-8上氢消去一分子水，形成脱水缩合物。

红霉内酯　　　　　克拉定糖　　　　　去氧氨基糖
红霉素（erythromycin）

红霉素在水中溶解度较小，在酸中不稳定，易被胃酸破坏。可以通过与乳糖醛酸成盐的方式增加红霉素在水中的溶解性，供注射使用。为了增加稳定性，可将红霉素与硬脂酸成盐，得到红霉素硬脂酸盐。红霉素硬脂酸盐不溶于水，但在酸中稳定，故适合口服。

本品为红霉素丙酸酯的十二烷基硫酸盐。

本品为白色或类白色结晶或粉末；无臭，味苦；微有引湿性；易溶于甲醇、乙醇或丙酮，微溶于水，m. p. 190～193 ℃。

本品游离碱供口服用，乳糖酸盐供注射用，对各种革兰阳性菌和某些阴性菌、支原体有较强作用，是治疗耐药金黄色葡萄球菌和溶血性链球菌感染的首选药物。本品若与β-内酰胺类抗生素联用，可产生降效作用。

罗红霉素又名严迪，是对红霉素进行结构改造后得到的半合成十四元大环内酯类抗生素。经过结构改造后，本品对酸的稳定性增加了，明显改变药物的口服生物利用度。本品适用于治疗敏感菌所致的呼吸道、泌尿道、皮肤和软组织等感染。

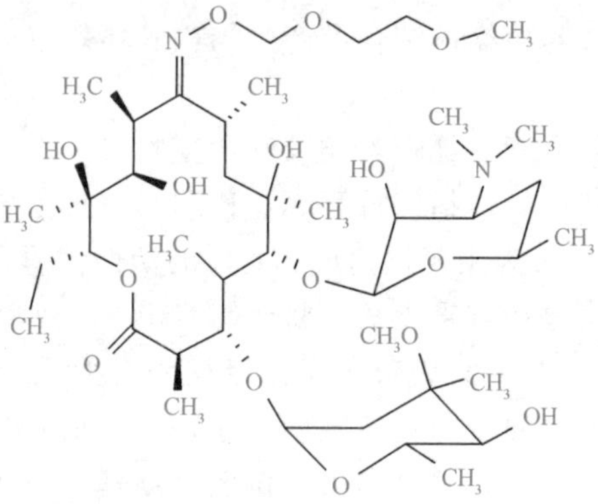

罗红霉素（roxi thromycin）

十六元大环内酯类抗生素有螺旋霉素、麦迪霉素等。

螺旋霉素由螺旋杆菌产生，含有螺旋霉素Ⅰ、Ⅱ、Ⅲ三种成分。乙酰螺旋霉素是对螺旋霉素成分乙酰化的产物，对酸稳定，口服后在胃肠道吸收，脱去乙酰基变为螺旋霉素起效。螺旋霉素在组织细胞内浓度较红霉素高，而副作用小于红霉素，用于治疗由革兰阳性菌和某些革兰阴性菌引起的耳、鼻、喉和呼吸道感染，也可用于治疗弓形虫感染。

麦迪霉素由米加链霉菌产生，含麦迪霉素 A1、A2、A3 和 A4 四种成分，以 A1 成分为主。麦迪霉素的作用机制、抗菌谱、耐药性与红霉素相同，对大多数敏感菌的作用较红霉素低。双乙酰麦迪霉素改善了大环内酯类抗生素特有的苦味，降低了肝毒性，吸收好，能较长时间将组织浓度维持在较高水平。

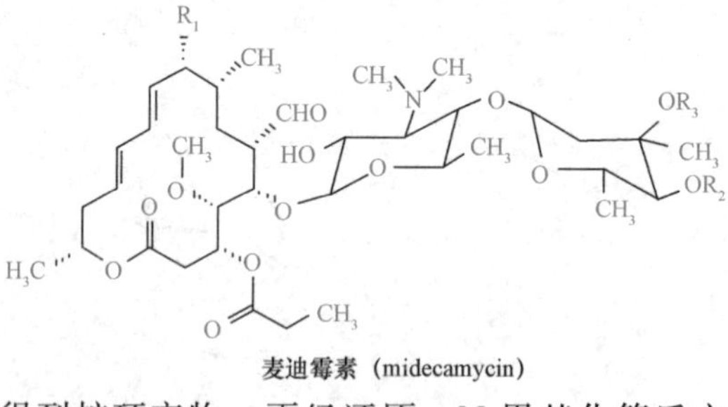

麦迪霉素（midecamycin）

将红霉素肟经重排得到扩环产物，再经还原、N-甲基化等反应，将氮原子引入大环内酯骨架中，从而得到阿奇霉素。

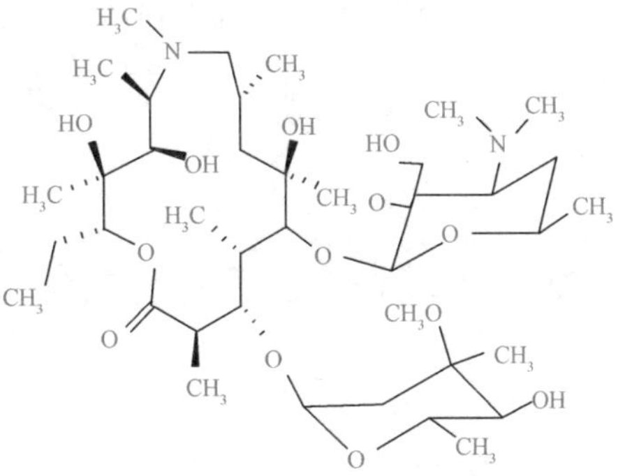

阿奇霉素 (azi tghromycin)

阿奇霉素为十五元 N 杂大环内酯类抗生素，对胃酸稳定。该药物的抗菌谱与红霉素相近，但药物动力学性能高，抗菌效果强于红霉素，临床用于治疗敏感菌导致的呼吸道、皮肤和软组织感染，特别是性传染疾病。

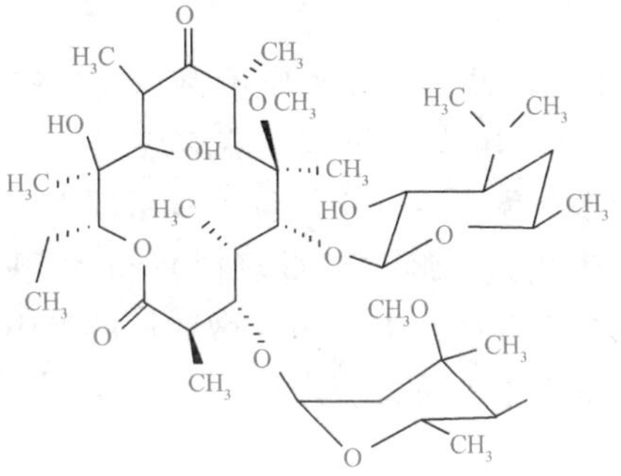

克拉霉素 (clarithromycin)

将红霉素 C-6 羟基甲基化后可得到克拉霉素。克拉霉素耐酸，血药浓度高而持久，对需氧菌、厌氧菌、支原体、衣原体等病原微生物有效。体内活性比红霉素强 2～4 倍，毒性更低。

三、氨基糖苷类抗生素

氨基糖苷类抗生素是分子中含有氨基糖苷结构的一大类碱性抗生素，由链霉菌、小单孢菌和细菌产生。在化学结构上，氨基糖苷类抗生素由链霉胺、2-脱氧链霉胺、放线菌胺作为苷元与特定的氨基糖通过糖苷键连接。

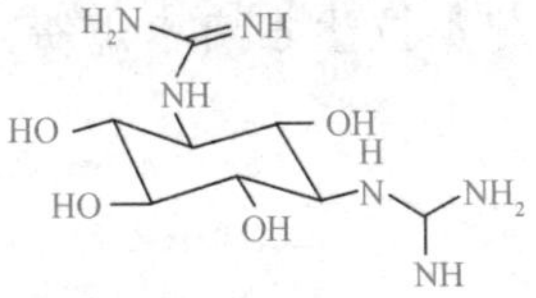

链霉胺 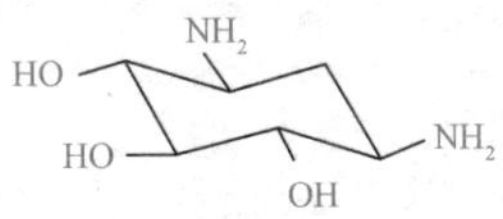　　　　　　　　2-脱氧链霉胺 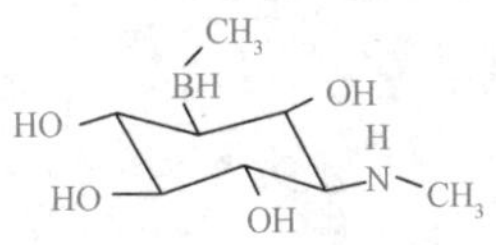　　　　　　　放线菌胺

氨基糖苷类抗生素有共同的结构特征，表现出相同的理化性质。

(1)结构中含有苷键，易发生水解反应。

(2)为极性化合物，水溶性较大，在胃肠道中很难吸收，需注射给药。

(3)结构中含碱性功能基，故可与硫酸、盐酸成盐。

(4)除链霉素中链霉糖上的醛基易被氧化外，本类药物的固体性质稳定。

硫酸链霉素（steptomycin sulfate）

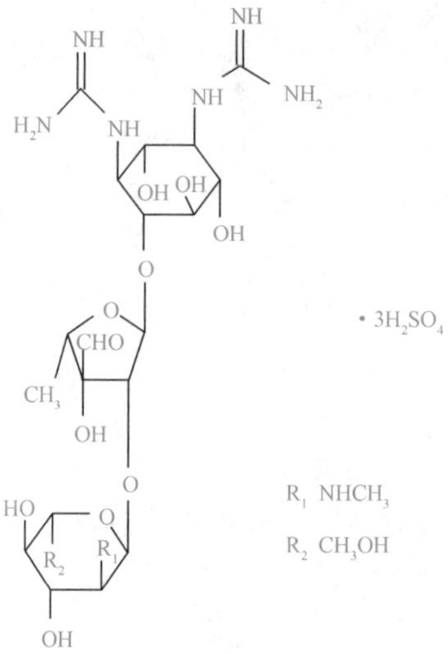

本品化学名为 O-2-甲氨基-2-脱氧-α-L-葡吡喃糖基-(1→2)-O-5-脱氧-3-C-甲酰基-α-L-来苏呋喃糖基-(1→4)-N^1，N^3-二脒基-D-链霉胺硫酸盐。

本品为白色或类白色粉末；无臭或几乎无臭；有引湿性，易溶于水，不溶于乙醇。

本品在酸性条件下水解生成链霉胍、链霉双糖胺和 N-甲基葡萄糖胺，在碱性条件下快速水解，产物脱水重排生成麦芽酚。麦芽酚在微酸性溶液中与 3 价铁离子形成紫红色螯合物，此为麦芽酚反应，是链霉素的特征反应。

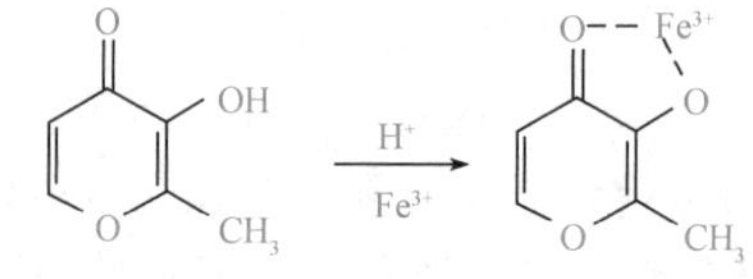

麦芽酚　　　　　紫红色

硫酸链霉素对多数革兰阳性菌和革兰阴性菌都有抗菌作用，特别是对多种革兰阴性菌如大肠埃希菌、沙门菌、布氏杆菌、肺炎球菌、痢疾杆菌等有抗菌作用，是抗结核杆菌的首选药。

氨基糖苷类抗生素毒性较大，主要作用于第Ⅷ对脑神经，能引起不可逆的听力损害，对儿童的毒性更大。与血清蛋白结合率低，在体内很少代谢，主要以原药形式经肾小球滤过排泄，对肾脏产生毒性。除了链霉素，常用的氨基糖苷类抗生素有卡那霉素、阿米卡星、庆大霉素等。

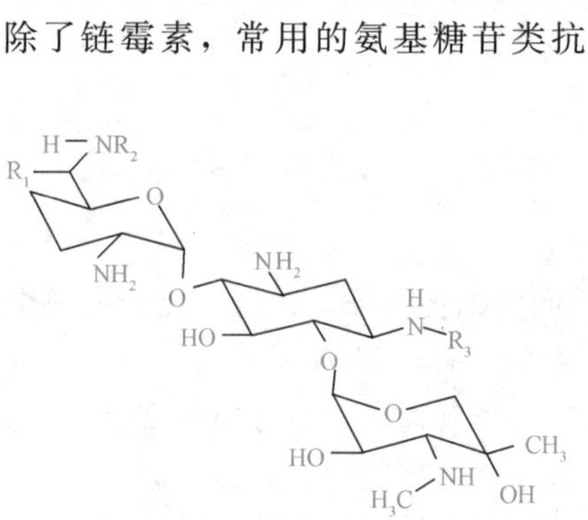

庆大霉素（gentamicin）

庆大霉素由小单孢菌产生，包括庆大霉 C_1、C_{1a} 和 C_2。庆大霉素为广谱抗生素，对革兰阴性菌、肺炎杆菌、铜绿假单胞菌、痢疾杆菌有良好效果。

四、四环素类抗生素

四环素类抗生素是人们在 20 世纪 40 年代发现的以四并苯为母核的一族抗生素。该类抗生素为广谱抗生素，对革兰阳性菌和革兰阴性菌、细胞内支原体、衣原体、立克次体、较大的病毒和部分原虫均有作用。四环素类抗生素通过与核糖体的结合，阻断蛋白质合成的肽链延长来起到抗菌作用。

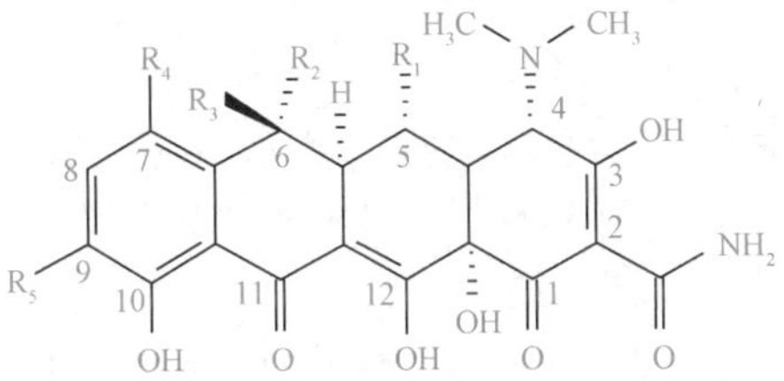

四并苯四环骨架

四环素类抗生素已有 3 代产品用于临床。第一代的金霉素、四环素和土霉素为天然抗生素，因广谱、使用方便、经济等特点而被广泛使用。土霉素为黄色结晶性粉末，味苦，在水中溶解度低，具有酸碱两性。土霉素用于治疗斑疹伤寒、原发性异型肺炎、泌尿道感染和阿米巴痢疾等，对结膜炎、沙眼等也有效。

四环素类抗生素的化学性质如下：

（1）酸性条件下不稳定：四环素类抗生素在酸性条件下发生消除反应，生成没有活性的脱水四环素。其在 pH2～6 的条件下发生可逆的差向异构化，生成四环素 4 位差向异构体。

（2）碱性条件下不稳定：在碱性条件下，C 环破裂生成具有内酯结构的异构体。

（3）与金属离子的反应：四环素类抗生素能在近中性条件下与多种金属离子生成不溶性螯合物。

土霉素（oxytetracycline）

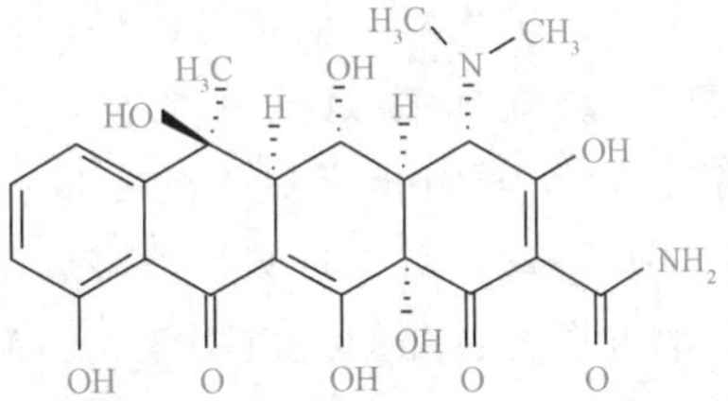

本品化学名为 6-甲基-4-(二甲氨基)-3,5,6,10,12,12α-六羟基-1,11-二氧代-1,4,4α,5,5α,6,11,12α-八氢-2-并四苯甲酰胺。

本品为淡黄色结晶性粉末，微溶于乙醇，极微溶于水，易溶于稀碱和稀酸；在空气中稳定，在碱性水溶液中易遭破坏而失效，在酸性水溶液中较稳定。

本品用于各种革兰阳性菌和革兰阴性菌引起的感染，对某些立克次体、滤过性病毒和原虫也有作用。

牙齿是人类身体最坚硬的器官。一般而言，牙齿呈白色，质地坚硬。在牙齿发育过程中的矿化期，四环素分子可与牙体组织内的钙结合形成稳定螯合物，沉积于牙体组织中使牙着色，称为"四环素牙"，严重影响个人外观。为防止四环素牙，从胚胎 4 个月到儿童 7～8 周岁换牙期禁用四环素类抗生素。另外，妊娠期妇女和哺乳期妇女也不宜使用本品。

五、其他类抗生素

(一)氯霉素类抗生素

氯霉素（chloramphenicol）

本品化学名为 D-苏式-(−)-N-[a-(羟基甲基)-β-羟基-对硝基苯乙基]-2,2-二氯乙酰胺。

本品为白色至微带黄绿色针状、长片状结晶或结晶性粉末，味苦，易溶于甲醇、乙醇、丙酮，微溶于水。在无水乙醇(50mg/mL)中的比旋度为＋18.5°～＋21.5°在乙酸乙酯中的比旋度为−25.5°，m. p. 150.5～151.5 ℃。

本品性质稳定，耐热，在干燥状态下可保持抗菌活性 5 年以上，在水溶液中可以冷藏几个月，将其煮沸 5 小时后仍不影响抗菌活性。本品在中性或弱酸性条件下较为稳定，但在强酸、强碱水溶液中可由于水解而失效。

氯霉素强酸条件下水解

氯霉素强碱条件下水解

氯霉素是人类发现的第一个广谱抗生素，对革兰阴性菌的效力比革兰阳性菌强。氯霉素的结构与 mRNA 分子中的 5′-磷酸尿嘧啶核苷相似，竞争性结合于核糖体上，使 mRNA 与核糖体的结合受到抑制，从而阻止蛋白质的合成。氯霉素是治疗伤寒和斑疹伤寒的首选药，对衣原体、支原体有特效，对百日咳、沙眼、细菌性痢疾及尿道感染等也有疗效。但长期和多次使用氯霉素可损害骨髓的造血功能，引起再生障碍性贫血。

(二)环孢素和万古霉素

环孢素又名环孢素 A，是含有 11 个氨基酸的环状多肽，属于多肽类抗生素。环孢素可选择性地作用于 T 淋巴细胞，主要用于器官移植或组织移植后排斥反应的防治和自身免疫病的治疗。

万古霉素为糖肽类抗生素，由东方链霉菌合成。它通过与菌体细胞壁结合，使某些氨基酸不能进入细胞壁的糖肽，从而以破坏细菌细胞壁的方式起到杀菌作用。万古霉素的抗菌谱与青霉素近似，仅对革兰阳性有效，如溶血性链球菌、金黄色葡萄球菌、破伤风杆菌等。其在临床上仅适用于耐药革兰阳性菌引起的严重感染，是所谓的最后一线药物。万古霉素对组织有高度刺激性，只能静脉滴注或经中心静脉导管输入。长期使用可损害听力与肾功能。

情境解析

流感是流行性感冒的简称。流感的病原体是流感病毒，包括人流感病毒和动物流感病毒。人流感病毒分为甲、乙、丙三型，主要通过飞沫、易感者与感染者直接或间接接触传播。

抗生素是由微生物（包括细菌、真菌、放线菌属）或高等动植物在生命过程中产生，具有抗病原体或干扰其他细胞发育功能的化学物质。抗生素对微生物中的细菌、真菌、立克次体、原虫等有抑制或杀灭的作用，但对病毒没有作用。头孢克洛属于 β-内酰胺类抗生素中的头孢类，对革兰阴性菌和革兰阳性菌均有杀灭作用。

患上流感之后，应注意做好保暖措施，清淡饮食，防止病情进一步加重。同时，还要注意保持充足睡眠和环境通风，多喝水，让疾病自行痊愈。如使用药物治疗，首选抗流感病毒药奥司他韦，在出现症状的 48 小时内服用。可同时辅以维生素 C 和正柴胡饮颗粒、风寒感冒颗粒等中成药。

知识拓展

中国科学院院士沈善炯

英国微生物学家、生化学家亚历山大·弗莱明（Alexander Fleming）在 1928 年发现青霉素的抗菌作用，掀起了药物研发的一场革命。此后，世界各国杰出的科研人员纷纷投身其中，陆续开发出各种抗生素，极大地推动了人类健康事业的发展。这些杰出人士中就包括中国的科学家沈善炯。

沈善炯，男，1917 年 4 月 13 日出生于江苏吴江。1942 年 7 月毕业于国立西南联合大学理学院生物系，8 月至清华大学农业研究所任教，1948 年赴美国加利福尼亚理工学院深造并获得博士学位，1950 年 9 月听从祖国召唤归国投身新中国建设。1980 年当选为中国科学院院士。

沈善炯早年从事抗生素和微生物生化的研究。对于金霉素和链霉素生物合成的研究，取得了重要的理论突破，对我国的抗生素生产做出重要贡献。在对于大肠埃希菌和链霉菌的生化研究中获得了突破性的研究成果，在学术上和生产上都有重要价值。

20 世纪 70 年代起，沈善炯利用肺炎克氏杆菌，研究自生固氮细菌的基因结构、表达和调节的一系列遗传学问题。在固氮基因的结构、表达和调节的分子机制方面，取得了开创性的成就，系统阐明了固氮基因受氧、铵和温度的调节均通过固氮正调节基因 nifA 的作用机理，提出了双层次调节学说。这个学说已被证实并在生产实践中得到应用。这些工作引起国际分子遗传学界的巨大反响，获得国际同行的高度评价，被誉为固氮基因分子遗传学研究领域最出色的成就之一。

沈善炯的贡献不限于生物固氮，同时为奠定中国近代分子遗传学的发展做出了重大贡献。

沈善炯为祖国的科技事业倾注大量的心血，他在赴美留学期间，响应祖国召唤，不顾阻挠，毅然归国，将对祖国的忠诚、对人民的热爱，融入无怨无悔、兢兢业业的科学事业中。2021 年 3 月 26 日，沈善炯先生因病医治无效，在上海逝世，享年 103 岁。

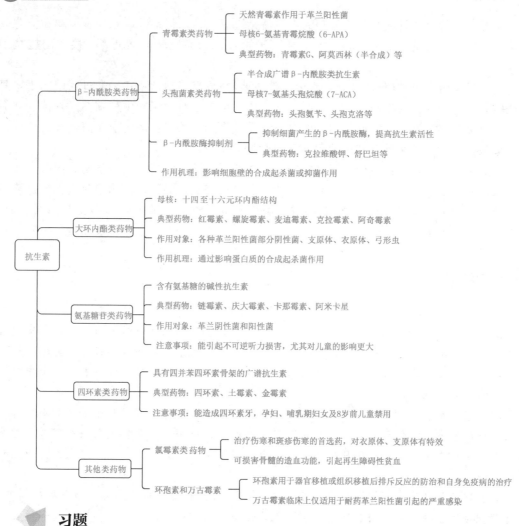

习题

一、单项选择题

1. 青霉素 G 的 R 基是（　　）。

    A. 甲基 　　　　　　　　　　　　B. 苯基

    C. 苄基 　　　　　　　　　　　　D. 氨基

2. 生产中，用来提取发酵液中青霉素的是（　　）。

    A. 水 　　　　　　　　　　　　　B. 碳酸钠溶液

    C. 稀盐酸 　　　　　　　　　　　D. 乙酸丁酯

3. β-内酰胺类抗生素的作用机理是（　　）。

    A. 抑制细菌细胞壁的合成 　　　　B. 影响蛋白质的合成

    C. 阻断 DNA 的作用 　　　　　　D. 干扰 RNA 的功能

习题答案

4. 阿莫西林的作用对象是（　　）。
   A. 革兰阴性菌　　　　　　　　　　B. 革兰阳性菌
   C. 革兰阴、阳性菌　　　　　　　　D. 病毒
5. 以下药物中属于β-内酰胺酶抑制剂是（　　）。
   A. 氨苄青霉　　　　　　　　　　　B. 克拉维酸钾
   C. 头孢克洛　　　　　　　　　　　D. 阿奇霉素
6. 该药物的名称是（　　）。

   A. 氨苄西林　　　　　　　　　　　B. 曲培南
   C. 诺氟沙星　　　　　　　　　　　D. 头孢氨苄
7. 下列说法中正确的是（　　）。
   A. 第一代头孢主要是抗革兰阴性菌
   B. 第二代头孢对革兰阴性菌的作用强于第一代
   C. 第三代头孢对革兰阳性菌的作用强于第一代
   D. 第四代头孢可以更快透过革兰阳性菌的细胞膜
8. 属于14元环大环内酯类抗生素的是（　　）。
   A. 红霉素　　　　　　　　　　　　B. 乙酰螺旋霉素
   C. 阿奇霉素　　　　　　　　　　　D. 卡那霉素
9. 麦芽酚反应是哪种抗生素的专属反应？（　　）
   A. 青霉素　　　　　　　　　　　　B. 红霉素
   C. 链霉素　　　　　　　　　　　　D. 氯霉素
10. 氨基糖苷类抗生素对人体的主要毒性是（　　）。
    A. 造血障碍　　　　　　　　　　　B. 肝毒性
    C. 肾毒性　　　　　　　　　　　　D. 耳毒性
11. 会在pH2～6条件下发生差向异构化的抗生素是（　　）。
    A. 红霉素　　　　　　　　　　　　B. 四环素
    C. 氯霉素　　　　　　　　　　　　D. 阿米卡星
12. 四环素类抗生素能与钙，结合影响人的（　　）。
    A. 牙齿　　　　　　　　　　　　　B. 视力
    C. 听力　　　　　　　　　　　　　D. 造血机能
13. 氯霉素对人体的主要毒害作用是（　　）。
    A. 影响听力　　　　　　　　　　　B. 影响中枢神经
    C. 影响造血机能　　　　　　　　　D. 影响消化道
14. 被称为"最后的抗生素"的是（　　）。
    A. 环孢素　　　　　　　　　　　　B. 万古霉素
    C. 卡那霉素　　　　　　　　　　　D. 头孢克洛

二、多项选择题

1. 属于 β-内酰胺类抗生素有(　　)。
   A. 苄青霉素钠
   B. 舒巴坦
   C. 头孢拉定
   D. 庆大霉素

2. 下列药物属于大环内酯类抗生素的有(　　)。
   A. 罗红霉素
   B. 乙酰螺旋霉素
   C. 克拉霉素
   D. 阿奇霉素

3. 四环素类抗生素作用的对象包括(　　)。
   A. 革兰阴性菌
   B. 革兰阳性菌
   C. 支原体
   D. 原虫

4. 氯霉素的理化性质包括(　　)。
   A. 易溶于水
   B. 性质稳定
   C. 耐高温
   D. 难吸收，需注射给药

5. 由红霉素经结构改造生成的有(　　)。
   A. 罗红霉素
   B. 阿奇霉素
   C. 螺旋霉素
   D. 克拉霉素

三、简答题

1. 写出青霉素类抗生素的结构母核和作用机理。

2. 列举各代头孢菌素的作用特点，每代至少写出一种药物。

3. 试说明为什么多个国家严格限制氯霉素的使用。

第五章 降血糖药物

学习目标

知识目标：掌握各型降血糖药典型品种的化学结构、理化性质、作用机理及适用对象。

能力目标：能够根据病情使用降血糖药、与人沟通。

素质目标：培养尊重患者的服务意识和人文修养。

情境导入

张某，女，60岁，身高 1.58 m，体重 61 kg，喜吃各种零食、肥肉、熏烤加工类香肠。近日自觉手指发麻，不能洗衣服，并伴随有高血压、视力下降。他到医院检查后发现，血糖值 14.5 mmol/L。医生根据检查结果，确认张某患上了糖尿病，开出了二甲双胍＋阿卡波糖的用药方案。试对医生的用药方案做出简要说明。

血液中的葡萄糖称为血糖，是人体能量的重要来源。血糖必须保持一定的水平才能维持体内各器官和组织的需要。

血糖的来源包括：食物中糖的消化吸收、肝内储存糖原分解、脂肪和蛋白质转化；去向有氧化分解释放出能量、转化为糖原储存在肝和肌肉中、转变为脂肪和蛋白质等营养成分。正常人血糖的产生和利用处于动态平衡，维持在一个相对稳定的水平。血糖的正常值是，空腹全血血糖 3.9～6.1 mmol/L，餐后 2 小时血糖 ≤7.8 mmol/L。如血糖过低（全血糖值 <2.5 mmol/L）会出现心悸、出汗等症状；若血糖长期过高，则会引发糖尿病。

糖尿病是一种以高血糖为特征的代谢性疾病，主要症状可概括为"三多一少"，即多食、多饮、多尿、体重减少。糖尿病分为 1 型糖尿病和 2 型糖尿病。1 型糖尿病的病因是胰岛素分泌不足；2 型糖尿病患者的胰岛素分泌量充足，但胰岛素的作用减弱，即胰岛素抵抗。我国的糖尿病患者以 2 型糖尿病为主。

目前，尚不能根治糖尿病，但可以很好地控制。药物控制糖尿病的方法是使用药物降低血糖。常用的降血糖药有胰岛素、胰岛素分泌促进剂、胰岛素增敏剂、α-葡萄糖苷酶抑制剂、其他类。

一、胰岛素

胰岛素是人体内唯一的降血糖激素，也是最早、最有效的糖尿病治疗药物之一。对于 1 型糖尿病患者，胰岛素是唯一的治疗药物。

胰岛素由 A、B 两条肽链构成。人胰岛素的 A 链有 11 种 21 个氨基酸，B 链有 15 种

30 个氨基酸。两肽链中半胱氨酸的巯基形成二硫键，把 A、B 链连接起来，再通过空间折叠，成为具有生理活性的物质。

本品为白色或类白色结晶性粉末，在水、乙醇中几乎不溶；易溶于稀酸或稀碱溶液；在微酸性(pH2.5～3.5)中较稳定，在碱性溶液中易破坏。本品对热不稳定，注射液应密闭，在低温处(2～10 ℃)保存，避免冷冻。本品为蛋白质类药物，口服无效，必须注射。

二、胰岛素分泌促进剂

胰岛素分泌促进剂包括磺酰脲类和非磺酰脲类，通过促进胰岛素的分泌起降血糖作用，是一线降糖药物。

(一)磺酰脲类

在应用磺胺类药物治疗斑疹伤寒时，出现了多例不明原因的死亡病例。研究发现，这是由于药物刺激胰腺释放胰岛素引起患者低血糖反应所致。1955 年，开发出氨苯磺丁脲用于降血糖。因副作用太大，该药很快就停止使用了。此后，更安全的磺酰脲类降糖药相继推出：典型药物包括第一代的甲苯磺丁脲，第二代的格列本脲、格列齐特、格列吡嗪等，第三代的格列美脲。格列本脲在所有磺酰脲类药中降糖作用最强。

该类药物与胰腺 B 细胞上的受体结合，阻断对 ATP 敏感的钾通道，使钙通道开放，从而导致钙离子内流。钙离子的流入促使 B 细胞分泌胰岛素。

格列本脲（glibenclamide）

本品化学名为 N-[2-[4-[[[(环己氨基)羰基]氨基]磺酰基]苯基]乙基]-2-甲氧基-5-氯苯甲酰胺。

本品为白色结晶性粉末，几乎无臭，在三氯甲烷中略溶，在甲醇或乙醇中微溶，在水或乙醚中不溶，m. p. 170～174 ℃。

本品在常温、干燥环境中稳定；在潮湿环境中，酰脲结构会发生水解反应。

格列本脲适用于中、重度非胰岛素依赖性 2 型糖尿病。老年患者及肾功能不全者对本类药的代谢和排泄能力下降，易发生低血糖反应，故不宜使用本品。动物实验和临床观察证明磺酰脲类降血糖药物可造成死胎和胎儿畸形，孕妇不宜服用。磺酰脲类药物对胰岛素分泌的影响随时间变化，初始用药时血胰岛素水平会升高，用药一段时间后血胰岛素会降至正常水平。

(二)非磺酰脲类

非磺酰脲类降糖药物的化学结构与磺酰脲降糖药物不同，但作用机制相似，可刺激胰腺释放胰岛素，使血糖水平快速降低。此类药物主要有瑞格列奈、那格列奈和米格列奈等。

那格列奈（nateglinide）

本品化学名为（－）－N-[（反-4-异丙基环己基）羰基]-D-苯丙氨酸。

本品为白色或类白色结晶或结晶性粉末；味苦。在甲醇、乙醇、丙酮中易溶，在乙腈中略溶，在水中几乎不溶。本品为多晶型化合物，其中的 H 型为有效晶型。

那格列奈具有起效快、作用时间短、对血糖水平敏感、反复应用无去敏作用等特点，被称为"餐时血糖调节剂"，宜在餐前 10 分钟内服用。本品可以单独用于经饮食和运动不能有效控制高血糖的 2 型糖尿病患者，也可用于二甲双胍不能有效控制的 2 型糖尿病患者，不适用于磺酰脲类降糖药治疗不理想的 2 型糖尿病的治疗。

三、胰岛素增敏剂

胰岛素抵抗是周围组织对胰岛素敏感度下降，血糖升高，导致胰岛功能代偿分泌更多胰岛素的现象。饮食过量、体力活动过少和肥胖都可以使胰岛素受体数目减少，从而引发胰岛素抵抗。

胰岛素增敏剂包括双胍类、噻唑烷二酮类，广泛应用于 2 型糖尿病的治疗。

(一)双胍类

双胍类降糖药不直接促进胰岛素的分泌，而是抑制糖原异生作用，减少葡萄糖的生成，促进外周组织对葡萄糖的摄取和利用，改善机体的胰岛素敏感性，抑制胰高血糖素的释放，从而有利于降低餐后血糖。

双胍类降糖药是肥胖伴胰岛素抵抗的 2 型糖尿病患者的首选药。

盐酸二甲双胍（metformin hydrochloride）

本品化学名为 1，1-二甲基双胍盐酸盐。

本品为白色结晶或结晶性粉末；无臭。溶于甲醇，微溶于乙醇，不溶于丙酮、三氯甲烷和乙醚，易溶于水。二甲双胍结构中有胍基，具有高于一般脂肪胺的强碱性，m. p. 199～200 ℃。

本品适用于经饮食和运动不能有效控制高血糖的 2 型糖尿病患者，尤其是肥胖和伴高胰岛素血症者，可与磺酰脲类、α-葡萄糖苷酶抑制剂或噻唑烷二酮类药物合用，较单独使用效果更好。本品主要在小肠内吸收，吸收快、半衰期短，不与蛋白结合也不被代谢，几乎全部以原形经尿排出，故肾功能损害者禁用，老年患者慎用。

(二)噻唑烷二酮类

噻唑烷二酮类药物（TZD）是苯丙酸的衍生物，能增强人体组织对胰岛素的敏感性，从而增加肝脏对葡萄糖的摄取，抑制肝糖输出。主要药物有吡格列酮、罗格列酮等。

马来酸罗格列酮（rosiglitazone maleate）

本品化学名为5-[[4-[2-(甲基-2-吡啶氨基)乙氧基]苯基]甲基]-2,4-噻唑烷二酮马来酸盐。

本品为白色或类白色粉末，在乙醇和pH2.3的水性缓冲液中溶解。

本品通过激动过氧化物酶体—增殖体活化受体γ，增加脂肪细胞、肝细胞及骨骼肌细胞对胰岛素的敏感性，促进胰岛素靶细胞对血糖的摄取、转运和氧化利用起降糖作用。适用于其他降糖药无法达到降糖目标的2型糖尿病患者，仅在胰岛素存在的条件下才可发挥疗效，对1型糖尿病无效。开始使用本品或用药剂量增加时，应严密监测患者的心衰症状和体征。

罗格列酮是目前药效最强的噻唑烷二酮类药物，不仅能改善胰岛素抵抗、降低血糖，还具有降脂作用，对心血管系统有一定的风险。我国已要求在产品说明书中增加心血管风险的警告。

四、α-葡萄糖苷酶抑制剂

食物中的淀粉由α-D-吡喃葡萄糖以苷键的形式聚合而成。人体内水解淀粉释放出α-D-吡喃葡萄糖的酶称为α-葡萄糖苷酶。

α-葡萄糖苷酶抑制剂通过抑制肠道α-葡萄糖苷酶的活性，降低食物中淀粉等糖类分解释放葡萄糖的速度，减少人体对葡萄糖的吸收而降低餐后血糖。本类药物均为糖或糖的衍生物，主要有阿卡波糖、伏格列波糖、米格列醇等。

该类药物可降低餐后血糖，但不增加胰岛素的分泌，也不抑制蛋白质和脂肪的吸收，不会引起营养物质吸收障碍。对1型和2型糖尿病均适用。

阿卡波糖（acarbose）

本品化学名为O-4,6-双去氧-4-[[(1S，4R，5S，6S)-4，5，6-三羟基-3-(羟基甲基)环己烯-2-基]氨基]-a-D-吡喃葡糖基-(1→4)-O-α-D-吡喃葡糖基-(1→4)-D-吡喃葡糖。

本品为白色至淡黄色无定形粉末，无臭；在甲醇中溶解，在乙醇中极微溶解，在丙酮或乙腈中不溶，在水中极易溶解，m.p.165~170 ℃。

在控制生活方式的基础上，非超重、肥胖的2型糖尿病患者可单独使用本品。3个月后，若血糖未达到控制目标，可与双胍类、磺脲类、噻唑烷二酮药物或胰岛素联合使用。

五、其他类

其他类降血糖药物有GLP-1受体激动剂、DDP-4抑制剂等。

高血糖素样肽-1(GLP-1)是肠促胰岛素的一种。肠促胰岛素是一类在肠道生成，具有促胰岛素分泌作用的多肽激素，包括胰高血糖素样肽-1(GLP-1)和葡萄糖依赖性促胰岛素分泌多肽(GIP)。GLP-1具有在餐后生成，以葡萄糖依赖的方式促进胰岛B细胞胰岛素分泌胰岛素、抑制胰岛A细胞分泌胰高血糖素等特点。因为GLP-1在一定的葡萄糖水平下才发挥作用，所以它没有其他降糖药可导致低血糖的不良反应。

二肽基肽酶-Ⅳ(DDP-4)是一种丝氨酸蛋白酶，在肠道中表达最高，能够灭活GLP-1、GIP等多种生物活性肽。对DDP-4进行抑制，可提高内源性GLP-1和GIP的水平，促进胰岛素分泌并减少胰高血糖素分泌，从而降低血糖。DDP-4抑制剂有西格列汀、沙格列汀、维格列汀等。

西格列汀（sitagliptin）

本品化学名为7-[(3R)-3-氨基-1-氧-4-(2,4,5-三氟苯基)丁基]-5,6,7,8-四氢-3-(三氟甲基)-1,2,4-三唑酮[4,3-a]吡嗪磷酸盐。

本品为白色或类白色结晶性粉末，在甲醇中微溶，极微溶于乙醇、丙酮和乙腈，溶于水和DMF。

本品用于改善2型糖尿病患者的血糖控制，可降低空腹血糖也可降低餐后血糖。应配合饮食控制和运动锻炼。可与二甲双胍、磺脲类、噻唑烷二酮类降糖药及胰岛素联合使用。

情境解析

糖尿病的典型临床症状为多饮、多尿、多食、消瘦，俗称"三多一少"，有典型症状。同时，任意时间血浆葡萄糖值≥11.1 mmol/L、空腹血糖值≥7 mmol/L或OGTT 2 h血糖值≥11.1 mmol/L其中任意一项可确诊为糖尿病。

二甲双胍是2型糖尿病的首选药物，可单独使用，也可以与其他降糖药联合使用。阿卡波糖能延缓食物中葡萄糖分解和吸收，从而降低餐后血糖水平。阿卡波糖能引起胃肠道的不良反应，因此有疝气或肠梗阻、慢性胃肠功能障碍的患者最好避免使用。

知识拓展

糖尿病

在古埃及的莎草纸文献中，已经有糖尿病的记载。当然，在那时还没"糖尿病"这个名称。文艺复兴时期，欧洲医学主要代表人物之一的英国医生托马斯·威廉斯（Thomas

Willis)与德国著名医生约翰，在共同发表的一篇关于糖尿病研究的文章中，首次使用 mellitus 一词形容该病。mellitus 是一个拉丁词汇，意思是"极甜"。后来，他们把该词与最早详细描述糖尿病症状的古叙利亚医生阿瑞蒂乌斯曾用于形容糖尿病的词"diabetes"合一起，赋予糖尿病正式的疾病名称"diabetes mellitus"，简称 DM。

此后，人们对糖尿病的认识逐渐深入。1909 年，比利时医学专家吉恩·德·梅尔(Jean de Meyer)通过大量实验证实，胰岛分泌的物质能够有效降低血糖，他把其命名为"胰岛素"。1920 年，加拿大安大略省的外科博士班廷(Banting)在著名的生理学教授麦克劳德(J. J. R. Macleod)的协助下，开始组建研究小组提取胰岛素。查尔斯·H. 贝斯特(Charles H. Best)、詹姆斯·B. 克里普(James B. Collip)先后加入该小组。研究小组进行了艰苦卓绝的工作。1922 年 1 月 23 日，研究小组把从牛胰腺提取到的胰岛素注入垂危的糖尿病患儿汤普森(Thompson)体内。患儿的血糖迅速下降到正常水平，尿糖和尿酮体也消失了。人类首次实现了使用药物对血糖进行控制。

因为在治疗糖尿病方面的重大贡献，以及在人体代谢生理学研究的重大突破，班廷和麦克劳德获得了 1923 年的生理学或医学奖。

班廷小组在胰岛素研究方面取得的突破在医学上引发了生产胰岛素的技术探索。1958 年，中国科学院上海生化所牵头组建攻关团队，开始对胰岛素进行人工合成。1965 年 9 月 17 日，科研团队获得了人工全合成牛胰岛素结晶，且生物活性达到天然牛胰岛素的 80%。这是世界上第一次人工合成与天然胰岛素分子相同化学结构并具有完整生物活性的蛋白质，标志着人类在揭示生命本质的征途上实现了里程碑式的飞跃，被誉为我国"前沿研究的典范"，是当年接近获得诺贝尔奖的重大成就。

🄰 思维导图

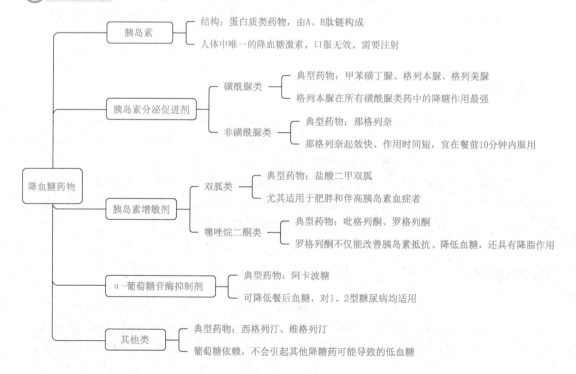

一、单项选择题

1. 随机血糖值高于( )可诊断为糖尿病。

    A. 1.1 mmol/L
    B. 5.6 mmol/L
    C. 7.8 mmol/L
    D. 11.1 mmol/L

2. 糖尿病以( )为特征。

    A. 高血糖
    B. 高血钾
    C. 高血脂
    D. 高血压

3. 胰岛素分泌足量,但作用减弱的糖尿病是( )。

    A. 1型糖尿病
    B. 2型糖尿病
    C. 妊娠糖尿病
    D. 特殊类型糖尿病

4. 胰岛素注射液的贮存条件是( )。

    A. 室温保存
    B. 不超过15℃保存
    C. 冷处保存
    D. 冷冻保存

5. 磺酰脲类药中降糖作用最强的是( )。

    A. 甲苯磺丁脲
    B. 格列本脲
    C. 格列吡嗪
    D. 那格列奈

6. 被称为餐时血糖调节剂的是( )。

    A. 那格列奈
    B. 瑞格列奈
    C. 米格列醇
    D. 罗格列酮

7. 下列说法正确的是( )。

    A. 医术高的医生可以根治糖尿病
    B. 选对药物可以根治糖尿病
    C. 目前糖尿病无法根治,但可以很好地控制
    D. 对于2型糖尿病患者,胰岛素是唯一的治疗药物

8. 阿卡波糖的降糖机理是( )。

    A. 促进葡萄糖转化为糖原
    B. 促进胰岛素分泌
    C. 增加胰岛素敏感性
    D. 抑制α-葡萄糖苷酶的活性

9. 肥胖伴胰岛素抵抗的2型糖尿病患者的首选是( )。

    A. 吡格列酮
    B. 二甲双胍
    C. 格列本脲
    D. 西格列汀

10. 除了降低血糖还具有降脂作用,但对心血管系统造成一定的风险是( )。

    A. 维格列汀
    B. 格列美脲
    C. 罗格列酮
    D. 米格列醇

11. 对1型和2型糖尿病均适用的降糖药是( )。

    A. 胰岛素分泌促进剂
    B. DDP-4抑制剂
    C. 胰岛素增敏剂
    D. α-葡萄糖苷酶抑制剂

12. 胰高血糖素样肽-1(GLP-1)的作用是(   )。
    A. 促进胰岛素分泌　　　　　　　　B. 抑制胰岛素分泌
    C. 致敏胰岛素　　　　　　　　　　D. 抑制葡萄糖苷酶的活性
13. 干燥条件下稳定, 潮湿时分解的是(   )。
    A. 双胍结构　　　　　　　　　　　B. 噻唑烷二酮结构
    C. 酰脲结构　　　　　　　　　　　D. 糖苷结构

二、多项选择题

1. 血糖的来源包括(   )。
    A. 食物中摄取　　　　　　　　　　B. 糖原分解
    C. 蛋白质转化　　　　　　　　　　D. 脂肪转化
2. 糖尿病的"三多一少"是指(   )。
    A. 多吃　　　　　　　　　　　　　B. 多饮
    C. 多尿　　　　　　　　　　　　　D. 体重减轻
3. 胰岛素分泌促进剂包括(   )。
    A. 双胍类　　　　　　　　　　　　B. 噻唑烷二酮类
    C. 磺酰脲类　　　　　　　　　　　D. 非磺酰脲类
4. 胰岛素增敏剂包括(   )。
    A. 双胍类　　　　　　　　　　　　B. 胰岛素
    C. 噻唑烷二酮类　　　　　　　　　D. 磺酰脲类
5. 可单独使用, 也可联合使用的降糖药有(   )。
    A. 胰岛素　　　　　　　　　　　　B. 那格列奈
    C. 二甲双胍　　　　　　　　　　　D. 阿卡波糖
6. 属于同一类降糖药的有(   )。
    A. 格列本脲　　　　　　　　　　　B. 阿卡波糖
    C. 米格列醇　　　　　　　　　　　D. 伏格列波糖
7. 肠促胰岛素包括(   )。
    A. GLP-1　　　　　　　　　　　　B. GIP
    C. DDP-4　　　　　　　　　　　　D. TZD

三、简答题

1. 试按作用方式及化学结构对降糖药进行分类, 每类至少写出一种代表药物。
2. 写出各类降糖药的作用机理。
3. 试写出 GLP-1 受体激动剂的作用特点, 并说明与其他类降糖药相比, 该类降糖药的优点是什么。

四、案例分析

李某, 男, 55 岁, 无吸烟史和酗酒史, 家族有糖尿病史, 无药物过敏。在常规体检中空腹全血血糖值 7.1 mmol/L, 餐后 2 h 血糖值 8.0 mmol/L。体格检查时发现 BMI 为 27。试针对李某的体检结果进行初步诊断, 并给出用药意见。

第六章 消化系统药物

学习目标

知识目标：掌握典型抑酸药物的化学结构、理化性质及作用机理。

能力目标：能够指导使用消化系统药物。

素质目标：培养敬畏生命、救死扶伤的品质。

情境导入

患者，男，45岁。上腹部灼烧痛反复发作，常发生于空腹或夜间，伴反酸、嗳气等症状。胃液分析提示：胃酸分泌增加；细菌学检查，幽门螺杆菌阳性。医生据此开出奥美拉唑＋克拉霉素＋阿莫西林的处方，连用1周。试对医生的诊断及处方加以分析。

一、抗溃疡药物

消化性溃疡指发生在胃肠道黏膜的慢性溃疡，是一种常见病。溃疡多位于胃幽门和十二指肠球部。胃溃疡好发于中老年，十二指肠溃疡好发于青壮年。消化性溃疡的发病机制较为复杂，其中幽门螺杆菌感染（HP）和非甾体抗炎药（NSAID）滥是已知的主要原因，而遗传因素、生活因素、精神因素等是常见的发病诱因，胃酸则是影响疾病的直接原因。

（一）抗酸药

抗酸药是直接中和胃酸的药物，为弱碱性的化学物质。常见的有氢氧化铝、铝碳酸镁、碳酸氢钠等，用于临时给药以缓解症状。部分抗酸药在中和胃酸时，能形成胶状物覆盖在创面上，起保护和收敛作用。

（二）胃黏膜保护剂

该类药物能黏附在创面上，使溃疡面免受胃酸、消化酶等损伤因子对溃疡面的侵蚀，同时刺激表皮生长因子分泌，修复创面。常用的胃黏膜保护剂有枸橼酸铋钾、胶体果胶铋、硫糖铝、米索前列醇等。

米索前列醇（misoprostol）

本品化学名为(11α，13E)-11,16 二羟基-16-甲基前列烷－9-酮-13-烯-1-酸甲酯。

本品为淡黄色黏稠液体；能和乙醇、乙醚或氯仿混溶，极难溶于水或正己烷；在室温下很不稳定，会发生热差向异构化反应。

本品有抑制胃酸分泌作用、增加胃肠黏膜黏液分泌作用，能防止溃疡形成，促进溃疡愈合。临床用于治疗十二指肠溃疡和胃溃疡，也可用于急性胃黏膜损伤和出血、应激性溃疡，尤其适合于治疗和预防由于口服非甾体抗炎药引起的溃疡。此外，本品还能引起子宫平滑肌收缩，可用于终止早孕和引产。

(三)组胺 H_2 受体拮抗剂

在揭示了胃酸分泌的生理和病理过程基础上，胃酸分泌抑制剂 H_2 受体拮抗剂和质子泵抑制剂的问世从根本上改变了消化性溃疡的治疗方法。

组胺 H_2 受体主要分布在胃、十二指肠壁细胞的细胞膜。组胺作用于 H_2 受体，促进胃酸分泌增加，导致消化性溃疡发生。研究人员以组胺结构为基础，保留组胺的咪唑环，改变侧链，通过筛选得到了 N-胍基组胺。在此先导化合物的基础上对胍基、侧链进行改造，最终制得西咪替丁。西咪替丁上市后很快取代了传统的抗酸药，成为当时治疗消化性溃疡的首选药物，使胃溃疡的治疗有了根本性的突破。

西咪替丁

在西咪替丁之后，利用生物电子等排原理陆续开发出了其他 H_2 受体拮抗剂类药物，包括雷尼替丁、法莫替丁等。

盐酸雷尼替丁（ranitidine hydrochloride）

本品化学名为 N′-甲基-N-[2-[[[5-[(二甲氨基)甲基]-2-呋喃基]—甲基]硫代]乙基]-2-硝基-1，1-乙烯二胺盐酸盐。

本品为类白色至淡黄色结晶性粉末；有异臭；极易潮解，吸潮后颜色变深；易溶于水、甲醇，略溶于乙醇，几乎不溶于丙酮。

本品能显著抑制健康者与消化性溃疡患者的基础和夜间胃酸分泌，对胃蛋白酶原的分泌也有一定作用。临床用于治疗十二指肠溃疡、胃溃疡、反流性食管炎、卓—区综合征及其他高胃酸分泌疾病。由于雷尼替丁中 N-亚硝基二甲胺（NDMA）会随存放时间延长出现超标现象，2020 年 5 月，FDA 宣布美国停售雷尼替丁。

(四)质子泵抑制剂(PPI)

质子泵是一种膜蛋白，能够逆着膜两侧氢核电化学势差主动运输质子。质子泵有三类，其中 H^+，K^+-ATP 酶存在于胃壁细胞表面，能分泌胃酸。

质子泵抑制剂又名 H^+，K^+-ATP 酶抑制剂，能够抑制各种因素引起的胃酸分泌，是已知的最强抑酸剂。与 H_2 受体拮抗剂相比，质子泵抑制剂具有作用专一，选择性高、副作用小等优点。根据与 H^+，K^+-ATP 酶作用方式的不同，质子泵抑制剂又分为可逆性质子泵抑制剂与不可逆性质子泵抑制剂两大类，目前被广泛应用的主要是不可逆性质子泵抑制剂。

第一个上市的质子泵抑制剂是奥美拉唑，其属于不可逆质子泵抑制剂。同类药物还有泮托拉唑、兰索拉唑，称为第一代质子泵抑制剂。

奥美拉唑（omeprazole）

本品化学名为 5-甲氧基-2-{[（4-甲氧基-3,5-二甲基-2-吡啶基）甲基]亚磺酰基}-1H-苯并咪唑。

本品为白色或类白色结晶；易溶于二氯甲烷、氯仿，可溶于甲醇，难溶于水；存放地点须远离氧化剂，m. p. 156 ℃。

本品可抑制胃酸分泌，减轻疾病状态下胃酸对上消化道黏膜的损伤，改善上腹疼痛、反酸等症状，促进黏膜溃疡、糜烂的愈合。另外，还可通过降低胃内酸度来提高抗生素对幽门螺杆菌的疗效。临床用于治疗消化性溃疡、胃食管反流病、卓—艾综合征。

长期使用奥美拉唑等不可逆性质子泵抑制剂易引起胃酸缺乏，诱发胃窦反馈机制而导致高促胃液素血症。还可能在胃体内引起内分泌细胞增生，形成类癌，故在临床上不宜长期连续使用。

第二代质子泵抑制剂药物有雷贝拉唑、埃索美拉唑、艾普拉唑、莱米诺拉唑和泰妥拉唑等。它们共同的优点是起效更快、抑酸效果更好、作用持久、个体差异少，与其他药物的相互作用少。

雷贝拉唑钠（sodium rabeprazole）

本品化学名为 2-[[4-(3-甲氧基丙氧基)-3-甲基-2-吡啶基]甲基亚磺酰基]-1H-苯并咪唑钠盐。

本品为纯白色或略带淡黄色粉末；易溶于水、甲醇，溶于乙醇、二氯甲烷、乙酸乙酯，不溶于环己烷和乙醚，m. p. 140～141 ℃。

本品适用于胃溃疡、十二指肠溃疡、糜烂性胃炎、食管反流疾病的治疗。雷贝拉唑不仅具有质子泵抑制活性作用，还有极强的幽门螺杆菌抑制作用。

20 世纪 80 年代，澳大利亚学者巴里·马歇尔和罗宾·沃伦发现幽门螺杆菌感染胃部会导致胃炎、胃溃疡和十二指肠溃疡的成果，改变了消化性溃疡的治疗模式。现在通常采用奥美拉唑(泮托拉唑)＋甲硝唑＋克拉霉素(阿莫西林)的"三联疗法"治疗胃及十二指肠溃疡。

二、促胃动力药和止吐药物

(一)促胃动力药

胃动力指胃壁肌肉的收缩蠕动力，包括胃部肌肉收缩的力量和频率，其产生的胃内压增加胃排空的原始动力。胃动力障碍会导致反流性食管炎、消化不良、肠梗阻等疾病。

促胃动力药通过增加胃肠蠕动，增强胃肠道收缩，促进胃肠排空，减少溃疡创面感染概率，减轻食物对胃部刺激，改善功能性消化不良。促胃动力药按作用机制可分为多巴胺 D_2 受体拮抗剂、5-羟色胺(5-HT)受体激动剂、胃动素受体激动剂。

多潘立酮（domperidone）

本品化学名为 5-氯-1-[1-[3-(2-氧代-1，3-二氢苯并咪唑-1-基)丙基]-4-哌啶基]-1,3-二氢苯并咪唑-2-酮。

本品为白色或类白色结晶性粉末，无臭；极微溶于甲醇，溶于二甲基甲酰胺，几乎不溶于水，易溶于冰醋酸，m. p. 242.5 ℃。

本品为多巴胺 D_2 受体拮抗剂，直接作用于胃肠壁，增加食管下部括约肌张力，增强胃蠕动，促进胃排空，有效防止胆汁倒流，并抑制各种原因所致的恶心、呕吐。本品用于由胃食管反流、慢性胃炎、食道炎等引起的消化不良症状。

枸橼酸莫沙必利（mosapride citrate）

本品化学名为 4-氨基-5-氯-2-乙氧基－N-[[4-(4-氟苄基)-2-吗啉基]甲基]苯甲酰胺枸橼酸盐。

本品为白色或类白色结晶性粉末，无臭，味微苦；易溶于 N,N-二甲基甲酰胺、吡啶或冰醋酸，略溶于甲醇，微溶于乙醇，几乎不溶于水或乙醚。

本品结构中含有吗啉环，具有较强碱性，可与酸成盐，药用品多为枸橼酸盐。结构中含有的芳伯胺可用重氮化－偶合反应鉴别。

本品属于强效选择性 5-HT$_4$ 受体激动剂，通过兴奋肠肌间神经丛的 5-HT$_4$ 受体，刺激乙酰胆碱释放而增强胃肠蠕动，但不影响胃酸分泌。本品适用于功能性消化不良引起的各种症状，如胃灼热、嗳气、恶心、呕吐、上腹胀等。

(二)止吐药

呕吐由内脏及前庭功能紊乱、药物、放疗等作用于催吐化学感受区及延髓呕吐中枢引起，与多种神经递质及受体有关。根据受体选择性不同，止吐药可分为多巴胺受体拮抗剂、乙酰胆碱受体拮抗剂、组胺 H$_1$ 受体拮抗剂、5-HT$_3$ 受体拮抗剂及神经激肽。

5-羟色胺(5-HT)是一种神经递质，具有多种生理功能。5-HT 及其受体广泛分布于中枢神经、周围神经和胃肠道，参与调节。目前，已知的 5-HT 受体有 7 种，5-HT$_3$ 受体拮抗剂有良好的镇吐作用，5-HT$_4$ 受体激动剂具有促动力作用。

昂丹司琼（ondansetron）

本品化学名为 1,2,3,9-四氢-9-甲基-3-[(2-甲基-1H-咪唑-1-基)甲基]-4H-咔唑-4-酮。

本品为白色或类白色结晶性粉末（水/异丙醇中结晶），在甲醇中易溶，在水中略溶，在丙酮中微溶，m.p. 178.5～179.5 ℃。

本品为第一个上市的高选择性、高强度 5-HT$_3$ 受体拮抗剂类止吐药，对癌症放化疗引起的呕吐作用优于其他类型的止吐药。

情境解析

消化性溃疡多发生于胃和十二指肠。胃溃疡引起的疼痛位于剑突下中部偏左侧，十二指肠溃疡引起的疼痛位于剑突下偏右侧。胃溃疡疼痛多发生于进餐后，十二指肠溃疡疼痛多在饥饿时，尤其夜间明显。消化性溃疡损伤患者的身体，严重影响患者的生活质量。消化性溃疡的治疗目的在于去除病因、消除症状、促进溃疡愈合、预防复发和避免并发症。常用的措施包括消除幽门螺杆菌、停止或减少服用非甾体抗炎药、服用促进溃疡愈合的药物。

对于幽门螺杆菌的消除，《第四次全国幽门螺杆菌感染处理共识报告》推荐铋剂＋PPI＋2 种抗菌药物组成的四联疗法。其中，抗生素有四种组合方案：①阿莫西林＋克拉霉素；②阿莫西林＋左氧氟沙星；③阿莫西林＋呋喃唑酮；④四环素＋甲硝唑或呋喃唑酮。疗程为10天或14天。

知识拓展

西咪替丁的研发

20世纪50年代，人们已经知道组胺可以刺激胃酸分泌。20世纪60年代，研究人员假定胃壁细胞中存在促胃酸分泌的组胺 H$_2$ 受体，开始研发抑酸药物。

因为研发的药物与组胺竞争同一受体，因此药物在结构上与组胺有某些共有特征。同时，药物与组胺 H$_2$ 受体结合力更大的基础上又不能激活受体使其产生生理作用，所以药物在结构上又应与组胺有重要区别。

研究人员以组胺的结构为基础，保留它的咪唑环，改变侧链，通过筛选得到了 N-脒基组胺，发现它有微弱的抑制胃酸分泌的作用。在此先导化合物的基础上，对脒基进行改造，用同样具有极性但不带电荷的非碱性基团硫脲基取代强碱性的脒基，并延长烷基侧链，合成得到了布立马胺（又称咪丁硫脲）。布立马胺仍缺乏作为药物应有的口服活性。研究人员通过动态构效分析法进行研究，选用亚甲基电子等排体硫(-S-)代替原侧链上的第2个亚甲基(-CH$_2$-)，并在咪唑环的 5-位引入供电子甲基，获得活性更高的甲硫米特。

研究表明，甲硫米特具有让患者粒细胞减少的毒性，其毒性可能与分子结构中的硫脲基有关。研究人员于是将硫脲基用其生物电子等排体脒基替代，并在脒基的亚氨氮上引入吸电子的氰基以降低胍基的碱性。经此一番改造得到了西咪替丁。西咪替丁的活性和安全性均达到临床要求，成为第一个高活性的 H_2 受体拮抗剂，上市后引发了消化性溃疡治疗的革命。

 思维导图

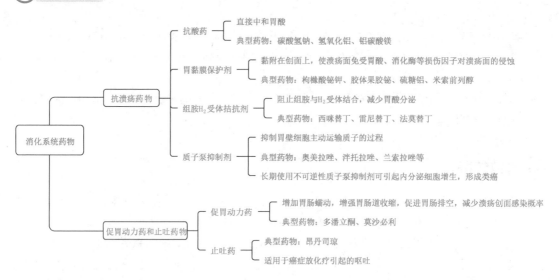

```
                                    ┌── 直接中和胃酸
                         抗酸药 ─────┤
                                    └── 典型药物：碳酸氢钠、氢氧化铝、铝碳酸镁

                                         ┌── 黏附在创面上，使溃疡面免受胃酸、消化酶等损伤因子对溃疡面的侵蚀
                         胃黏膜保护剂 ─────┤
                                         └── 典型药物：枸橼酸铋钾、胶体果胶铋、硫糖铝、米索前列醇

              抗溃疡药物 ─┤                         ┌── 阻止组胺与H₂受体结合，减少胃酸分泌
                         组胺H₂受体拮抗剂 ─────┤
消化系统药物 ─┤                              └── 典型药物：西咪替丁、雷尼替丁、法莫替丁

                                       ┌── 抑制胃壁细胞主动运输质子的过程
                         质子泵抑制剂 ──┼── 典型药物：奥美拉唑、泮托拉唑、兰索拉唑等
                                       └── 长期使用不可逆性质子泵抑制剂可引起内分泌细胞增生，形成类癌

                                     ┌── 增加胃肠蠕动，增强胃肠道收缩，促进胃肠排空，减少溃疡创面感染概率
                         促胃动力药 ──┤
              促胃动力药和止吐药物 ─┤       └── 典型药物：多潘立酮、莫沙必利

                                  ┌── 典型药物：昂丹司琼
                         止吐药 ──┤
                                  └── 适用于癌症放化疗引起的呕吐
```

习题

一、单项选择题

习题答案

1. 下列药物属于胃黏膜保护剂的是（　　）。

　　A. 铝碳酸镁　　　　　　　　　　　　B. 米索前列醇

　　C. 法莫替丁　　　　　　　　　　　　D. 泮托拉唑

2. 属于组胺 H_2 受体拮抗剂的是（　　）。

　　A. 雷尼替丁　　　B. 兰索拉唑　　　C. 阿司匹林　　　D. 胶体果胶铋

3. 枸橼酸铋钾属于哪类药物？（　　）

　　A. 抗酸药　　　　　　　　　　　　　B. 组胺 H_2 受体拮抗剂

　　C. 质子泵抑制剂　　　　　　　　　　D. 胃黏膜保护剂

4. 雷尼替丁中的（　　）会随着存放时间的延长而超标。

　　A. N-亚硝基二乙胺　　　　　　　　　B. 硝基甲胺

　　C. N-亚硝基二甲胺　　　　　　　　　D. 硝基乙胺

5. 第一个上市的质子泵抑制剂是（　　）。

　　A. 西咪替丁　　　B. 奥美拉唑　　　C. 硫糖铝　　　D. 兰索拉唑

6. 胃溃疡好发于（　　）。

　　A. 婴儿　　　　　B. 儿童　　　　　C. 青少年　　　D. 中老年

7. 下列说法中正确的是（　　）。

　　A. 消化性溃疡就是发生在消化道的溃疡

　　B. 青壮年的消化性溃疡主要发生部位是十二指肠

C. 抗酸药能够抑制胃酸分泌，促使溃疡面愈合

D. 硫糖铝属于抑酸药物

8. 具有以下结构的药物，名称是（　　　）。

A. 西咪替丁　　　　　　　　　　　　　　B. 雷尼替丁

C. 奥美拉唑　　　　　　　　　　　　　　D. 泮托拉唑

9. 组胺作用于 H_2 受体引起的生理效应是（　　　）。

A. 引发过敏反应　　　　　　　　　　　　B. 升高血压

C. 促进胃酸分泌　　　　　　　　　　　　D. 引起平滑肌收缩

10. 最先使胃溃疡的治疗发生根本性突破的是（　　　）。

A. 西咪替丁　　　　　　　　　　　　　　B. 奥美拉唑

C. 胶体果胶铋　　　　　　　　　　　　　D. 米索前列醇

11. 临床用于治疗消化性溃疡、胃食管反流病、卓—艾综合征的是（　　　）。

A. 雷尼替丁　　　　　　　　　　　　　　B. 奥美拉唑

C. 枸橼酸铋钾　　　　　　　　　　　　　D. 米索前列醇

二、多项选择题

1. 常见的抗酸药包括（　　　）。

A. 氢氧化铝　　　　　　　　　　　　　　B. 铝碳酸镁

C. 西咪替丁　　　　　　　　　　　　　　D. 碳酸氢钠

2. 组胺 H_2 受体主要分布在（　　　）壁细胞的细胞膜。

A. 胃　　　　　　　　　　　　　　　　　B. 十二指肠

C. 空肠　　　　　　　　　　　　　　　　D. 结肠

3. 消化性溃疡的发病因素有（　　　）。

A. 遗传　　　　　　　　　　　　　　　　B. 幽门螺杆菌

C. 精神因素　　　　　　　　　　　　　　D. 非甾体抗炎药

4. 与 H_2 受体拮抗剂相比，质子泵抑制剂的优点包括（　　　）。

A. 反应专一　　　　　　　　　　　　　　B. 选择性高

C. 副作用小　　　　　　　　　　　　　　D. 作用可逆

5. “三联疗法”治疗消化性溃疡中可选用的药物包括（　　　）。

A. 奥美拉唑　　　　　　　　　　　　　　B. 甲硝唑

C. 阿莫西林　　　　　　　　　　　　　　D. 克拉霉素

三、简答题

1. 写出消化性溃疡治疗药物的类别和作用原理，每类药物至少举出一种。

2. 什么是质子泵？质子泵抑制剂有什么副作用？

第七章　心血管系统药物

学习目标

知识目标：掌握典型心血管系统药物的化学结构、理化性质和作用机理。

能力目标：具备指导使用各型心血管系统药物的能力。

素质目标：培养仁爱之心和甘于奉献的职业精神。

情境导入

患者，男，42岁，务农，患高血压10余年，最高220/120 mmHg，无明显症状，未规律用药，否认其他病史，吸烟20年，其父亲有高血压病史。

查体：血压180/112 mmHg。心电图：左心室高电压，提示心肌肥厚，V4-6ST段水平下移0.1～0.2 mv，且t波倒置，但2年内无明显动态性改变。尿常规(-)，血脂、血糖均在正常范围内。

诊断：高血压3级，高危。

治疗：卡托普利25 mg tid；氢氯噻嗪25 mg qd；硝苯地平缓释片10 mg bid。

试对医生的用药方案做出简要说明。

一、抗心绞痛药物

心绞痛是由冠状动脉供血不足、心肌缺血缺氧引起的临床综合征。缓解和治疗心绞痛的途径包括扩张冠状动脉，增加心肌供氧量，以及降低心肌耗氧量、减轻心脏工作量。

根据作用机制，抗心绞痛药物分为硝酸酯和亚硝酸类、钙通道阻滞剂拮抗剂、β受体拮抗剂等。

(一)硝酸酯和亚硝酸酯类

20世纪80年代，美国药理学家发现血管内皮细胞释放的一氧化氮(NO)具有扩张血管的作用，是一种血管内皮舒张因子。在确定体内NO的作用后，研究人员将能够在体内释放外源NO分子的硝酸酯类药物、硝普钠等药物称为NO供体药物。

硝酸酯类药物进入人体后，先与细胞中的巯基形成不稳定的S-亚硝基中间体，很快分解出具有一定脂溶性的NO分子。NO可激活鸟苷酸环化酶，升高细胞中的cGMP水平。cGMP能够激活cGMP依赖型蛋白激酶，进而影响多种蛋白的磷酸化状态，最终松弛血管平滑肌，使血管舒张，增加心内膜血流；还可扩张外周血管，减轻负荷，减少心肌耗氧量。同时，cGMP能促进Ca^{2+}的胞内释放，加速Ca^{2+}进入肌浆网内储存，诱发血管平滑肌松弛。此外，释放出的NO还能抑制血小板聚集和黏附，有利于治疗冠心病。

硝酸甘油 (nitroglycerin)

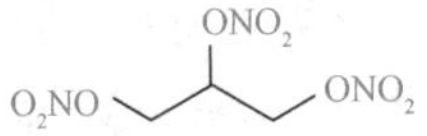

本品化学名为 1,2,3-丙三醇三硝酸酯。

本品为浅黄色油状液体；无臭，带甜味；溶于乙醇，混溶于热乙醇、丙酮、乙醚、冰醋酸、乙酸乙酯、苯、三氯甲烷、苯酚，略溶于水。硝酸甘油具有挥发性，能吸收水分子成塑胶状。在受热或剧烈振动下易发生爆炸，故药用为 10% 的无水乙醇溶液，以便于运输或贮存。

本品舌下含服、舌下喷雾或黏膜给药，吸收迅速，生物利用度可达 80%。在体内可逐步代谢，分别生成 1,2-甘油二硝酸酯、1,3-甘油二硝酸酯、甘油单硝酸酯和甘油。它们均经肾脏及肠道排泄，部分甘油进一步转化成糖原参与生理过程，一部分可被继续氧化成 CO_2 排出。

硝酸甘油加入 KOH 试液加热生成甘油，加入硫酸氢钾生成丙烯醛气体，该气体有恶臭气味。本反应可作为鉴定反应：

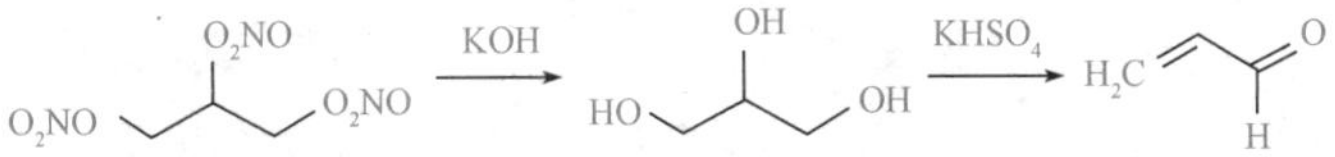

临床用于预防和治疗冠心病心绞痛、充血性心力衰竭和局部浅性静脉炎，缓解冠状动脉痉挛综合征；注射剂可用于降低血压。主要不良反应有头痛及直立性低血压。

硝酸异山梨酯 (isosorbide dinitrate)

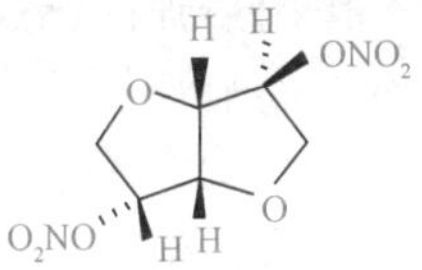

本品化学名为 1,4,3,6-二脱水-D-山梨醇二硝酸酯。

本品为白色结晶性粉末；无臭；易溶于三氯甲烷、丙酮、乙醇，微溶于水。旋光性 $+135°\sim+140°$（乙醇），m.p. $68\sim72$ ℃。

室温干燥状态下稳定，强热或撞击会发生爆炸。为增加安全性，可溶解在乙醇中运输和贮存。

本品加水和硫酸混匀放冷，水解成硝酸，缓慢加入硫酸亚铁试液，成两液层，界面处显棕色。该反应可用于鉴别。

$$2HNO_3 + 6FeSO_4 + 3H_2SO_4 \longrightarrow 3Fe(SO_4)_3 + 2NO + 4H_2O$$

$$FeSO_4 + NO \longrightarrow Fe(NO)SO_4$$

硝酸异山梨酯口服生物利用度极低，仅有 3%，所以口服需加大剂量。一般为舌下含服，10 min 起效，持效约 1 h。进入体内后，很快代谢为 2-和 5-单硝酸异山梨酯。代谢物仍有活性，且生物利用度达 100%。

本品通过松弛血管平滑肌扩张外周动脉和静脉，缓解心绞痛、心力衰竭发作症状，作用持续时间长，属长效抗心绞痛药。临床用于冠心病的长期治疗、心肌梗死后持续心绞痛的治疗，与洋地黄和（或）利尿剂联合应用，治疗慢性充血性心力衰竭。

(二)钙通道阻滞剂

细胞产生的特定蛋白聚集并嵌在细胞膜上，中间形成水分子占据的空隙，这些空隙就是水溶性无机离子快速进出细胞的通道。细胞经由通道实现对离子的跨膜运输。如果离子由通道从高浓度区移向低浓度区（被动运输），这样的通道就称为"离子通道"。反之，如果离子由通道从低浓度区移向高浓度区（主动运输），通道就称为"离子泵"。

Ca^{2+} 进入血管平滑肌后可引起平滑肌收缩，使冠状动脉痉挛，阻力增大，耗氧增加。钙通道阻滞剂又称钙离子拮抗剂，药物在离子通道水平上选择性地阻滞 Ca^{2+} 内流，使心肌和血管平滑肌细胞内缺乏足够的 Ca^{2+}，从而减弱心肌收缩力，降低心率，松弛平滑肌，扩张血管，使血压下降，减少心肌耗氧量。

钙通道阻滞剂按化学结构可分为二氢吡啶类、芳烷基胺类、苯并硫氮杂䓬类和二苯基哌嗪类。

1. 二氢吡啶类

硝苯地平（nifedipine）

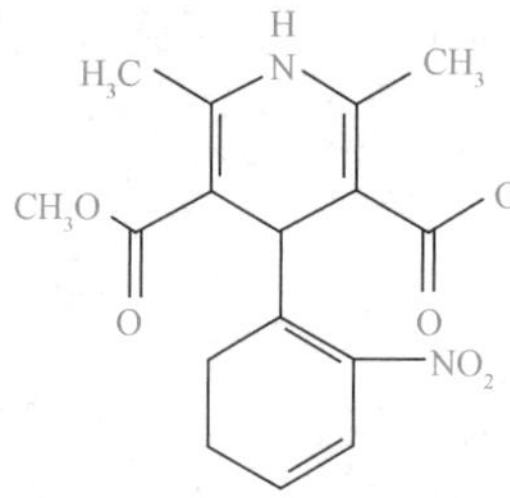

本品化学名为 1,4-二氢-2,6-二甲基-4-(2-硝基苯基)-3,5-吡啶二羧酸二甲酯。

二氢吡啶类药物是临床上应用最广、作用最强的钙通道阻滞剂。其中，硝苯地平是第一代药物的代表，主要用于心绞痛、高血压的治疗。

硝苯地平又名硝苯吡啶、心痛定，黄色结晶性粉末，无臭，易溶于丙酮或三氯甲烷，略溶于乙醇，几乎不溶于水。遇光和氧化剂不稳定，生成物对人体有害，因此在生产和储存时要注意遮光、密封。

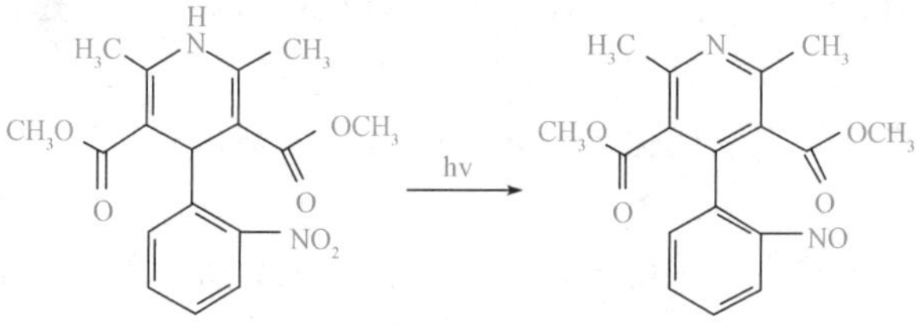

本品有强烈的扩血管作用，适用于冠状动脉痉挛所致的心绞痛，也可用于高血压等疾病的防治，可与 β 受体拮抗剂、强心苷等药物合用。

尼卡地平（nicardipine）

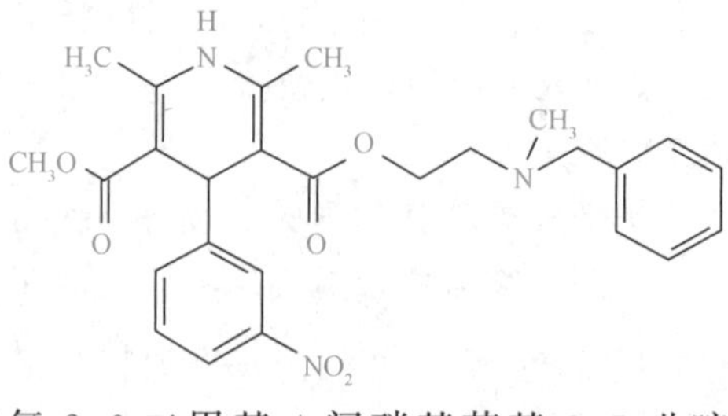

本品化学名为 1,4-二氢-2,6-二甲基-4-间硝基苯基-3,5-吡啶二羧酸甲基 2-(甲基苯甲氨)乙基酯盐酸盐。

盐酸尼卡地平为黄色粉末；无臭，几乎无味；在甲醇中溶解，在乙醇、三氯甲烷中略溶，在水、乙醚中难溶，在冰醋酸中溶解，m. p. 179～185 ℃。

本品属于第二代二氢吡啶类钙通道阻滞剂，中长效降压药物，扩张血管作用较硝苯地平强，用于轻中度高血压、心绞痛及脑血管疾病的治疗。常见不良反应有足踝部水肿、头晕、头痛、面部潮红等。

第三代药物氨氯地平主要扩张冠状动脉和外周血管，作用缓慢而持久，常用于治疗中、轻度原发性高血压，也可用于治疗稳定型心绞痛。

苯磺酸氨氯地平（amlodipine besylate）

本品化学名为 3-乙基-5-甲基-2-(2-氨乙氧甲基)-4-(2-氯苯基)-1,4-二氢-6-甲基-3,5-吡啶二羧酸酯苯磺酸盐。

本品(外消旋体)为白色或类白色粉末，无臭，味苦；在乙醇中略溶，在水或丙酮中微溶，不溶于乙醇；m. p. 178～179 ℃。

本品口服吸收不受食物影响，生物利用度高，血药浓度稳定，主要在肝脏中代谢，产物无活性，血浆半衰期可达 49.6 小时。

以邻苯二甲酸酐为原料，与氨基乙醇反应，所得产物在氢氧化钠存在下与 4-氯乙酰乙酸乙酯缩合，产物与乙酸铵进行 Leukart 反应，得烯胺中间体，再与 2-乙氧羰基-3-(2-氯苯基)丙烯酸甲酯环合，产物经水合肼脱除邻苯二甲酰亚胺基团、成盐即得。

本品既作用于 Ca^{2+} 通道的 1,4-二氢吡啶类结合位点也作用于硫氮䓬类结合位点，故起效较慢，作用时间持久。可直接扩张血管，具有降压作用；扩张外周小动脉，使外周阻力降低，从而降低心肌耗氧量；扩张缺血区冠状动脉及冠状小动脉，使冠心病患者的心肌供氧量增加。

本品主要用于治疗高血压，单用或与其他抗高血压药合用均可，也可用于治疗稳定型心绞痛。

2. 芳烷基胺类

本类药物分子结构中有手性中心，代表药物有维拉帕米、噻帕米、加洛帕米等。其结构都是通过两条多取代的苯烷基链与氮原子相连，如下所示。

维拉帕米有明显的立体选择性，其 S-异构体是室上性心动过速的首选药，R-异构体用于治疗心绞痛。加洛帕米是维拉帕米的衍生物，对心肌和平滑肌的作用强于维拉帕米。

盐酸维拉帕米(verapamil hydrochloride)

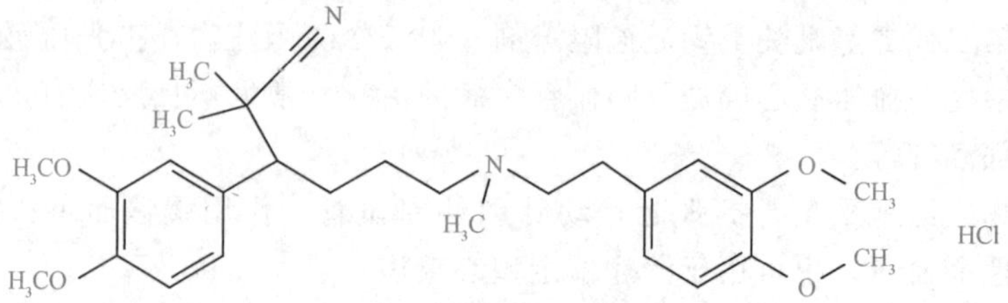

本品化学名为 α－[3-[[2-(3,4-二甲氧苯基)乙基]甲氨基]丙基]-3,4-二甲氧基-α-异丙基苯乙腈盐酸盐。

盐酸维拉帕米又名异搏定、戊脉定，白色粉末，无臭，易溶于甲醇、乙醇或三氯甲烷，可溶于水。本品口服吸收完全，存在首关效应，生物利用度10%～35%，大部分经肝代谢，半衰期6～8 h。

加洛帕米(gallopamil)

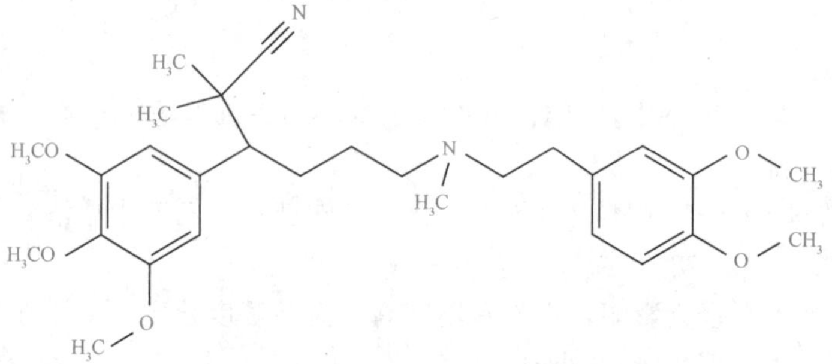

本品的药理作用与维拉帕米相似，但较之强3～4倍。可舒张血管，使血压下降；抑制心脏窦房结自动节律，使心率降低。

3. 苯并硫氮杂䓬类

盐酸地尔硫䓬 (diltiazem hydrochloride)

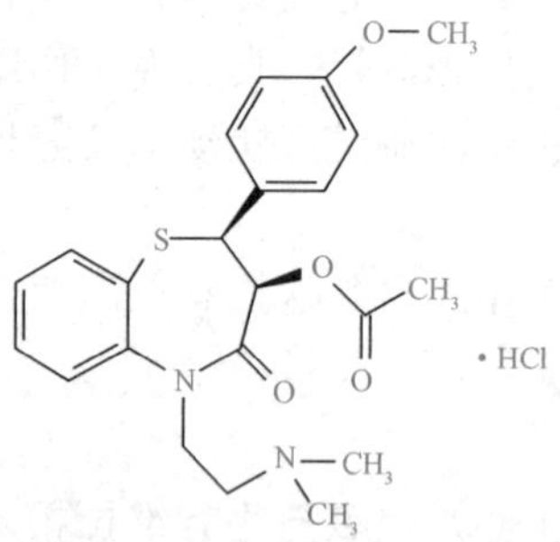

本品化学名为顺-(+)-5-[(2-二甲氨基)乙基]-2-(4-甲氧基苯基)-3-乙酰氧基-2，3-二氢-1,5-苯并硫氮杂䓬-4-(5H)-酮盐酸盐。

本品为针状结晶；易溶于水、甲醇、三氯甲烷，不溶于苯，m.p.207.5～212 ℃。

盐酸地尔硫䓬口服吸收迅速完全，有较高的首过效应，是一种高选择性的钙通道阻滞剂，主要作用于心肌和血管平滑肌，在临床上常用于治疗包括变异型心绞痛在内的各种缺血性心脏病，以及室上性心律失常，也可用于治疗高血压。

4. 二苯基哌嗪类

二苯基哌嗪类药物选择性抑制血管平滑肌钙通道，临床主要用于脑细胞和脑血管疾病，对缺血性脑缺氧引起的脑损伤和代谢异常、脑水肿等有效。代表药物包括桂利嗪、氟桂利嗪、利多氟嗪等。

桂利嗪（cinnarizine）

本品化学名为 1-二苯甲基-4-(3-苯基-2-丙烯基)哌嗪。

本品为白色或类白色结晶或结晶性粉末；无臭，无味；在三氯甲烷中易溶，在沸乙醇中溶解，在水中几乎不溶，m. p. 117～120 ℃。

本品为哌嗪类钙通道阻滞剂，能扩张周围血管，缓解血管痉挛，使脑血流量增加；在不影响心率和耗氧量的情况下增加冠脉血流量和心输出量。临床上用于治疗脑血管障碍及周围血管病。

二、调血脂药物

调血脂药又称抗动脉粥样硬化药。动脉粥样硬化是缺血性心脑血管疾病的病理基础。当机体脂质代谢紊乱、血脂长期升高后，血脂及其分解产物将逐渐沉积于动脉血管壁上，继而血管内膜纤维组织增生，形成斑块，使血管局部增厚、通道变窄、弹性变小，最后导致血管堵塞。

动脉粥样硬化可损伤心、脑、肾等重要器官，引发冠心病、心肌梗死、脑卒中、肾衰竭等疾病。调整血脂含量，纠正脂代谢紊乱是预防和消除动脉粥样硬化，改善冠心病、高血压及相关病症症状，降低脑血管意外的关键。

血脂指血浆或血清中的脂类物质，包括游离胆固醇(CH)、胆固醇酯(CE)、甘油三酯(TG)、磷脂等。这些脂质在体内通常与蛋白质结合形成脂蛋白而增加溶解性。

甘油三酯 (triglyceride)　　　　　胆固醇 (cholesterol)

根据体积、密度和电荷等方面的差异，脂蛋白分为乳糜微粒(CM)、极低密度脂蛋白(VLDL)、低密度脂蛋白(LDL)和高密度脂蛋白(HDL)。

血浆中的脂质和脂蛋白之间维持着浓度平衡。当血浆中胆固醇浓度高于 230 mg/100 mL、甘油三酯浓度高于 140 mg/mL 时，称为高脂血症，主要是血浆中 VLDL、LDL 增多导致。高脂血症易引发动脉粥样硬化，而 HDL 有利于预防动脉粥样硬化。

(一)降低胆固醇和低密度脂蛋白(LDL)的药物

该类药物包括 HMG-CoA 还原酶抑制剂和胆汁酸螯合剂。

HMG-CoA 还原酶抑制剂又称他汀类药物，有洛伐他汀、辛伐他汀、氟伐他汀和阿托伐他汀等。人体内源胆固醇在肝细胞中合成，HMG-CoA 还原酶是合成的限速酶。他汀类药物竞争性地抑制该酶的活性，从而限制内源性胆固醇的生物合成。同时，通过肝内胆固醇浓度的降低触发肝脏 LDL 受体表达增加，加快了血浆中胆固醇的消除。

洛伐他汀（lovastatin）

本品化学名为(S)-2-甲基丁酸－(1S,3S,7S,8S,8aR)-1,2,3,7,8,8a－六氢-3,7-二甲基-8-[2-[(2R,4R)-4-羟基-6 氧代-2-四氢吡喃基]－乙基]-1-萘酯。

本品为白色结晶粉末；无臭，无味，略有引湿性；不溶于水，易溶于三氯甲烷、丙酮、乙腈，略溶于甲醇、乙醇、异丙醇、丁醇等，m. p. 175 ℃。

本品为无活性的前药，进入体内后水解生成开链的 β-羟基酸衍生物而发挥作用，可有效抑制 HMG-CoA 还原酶的活性，主要用于原发性高胆固醇血症和冠心病的治疗，也可用于预防冠状动脉粥样硬化。

胆汁酸螯合剂的实质是强碱性阳离子树脂，在肠道内通过离子交换作用与胆汁酸结合，阻止胆汁酸的肝肠循环。螯合的胆汁酸随粪便排出，促使肝内胆固醇进一步转化为胆汁酸，加速肝脏胆固醇的代谢，从而降低血中胆固醇水平。临床上此类药物有考来烯胺和考来替泊等。

（二）降低甘油三酯和极低密度脂蛋白（VLDL）的药物

该类药物包括苯氧乙酸类和烟酸类。

苯氧乙酸类药物又称贝特类药物，有非诺贝特、苄氯贝特和吉非罗齐等，它们都是乙酸的衍生物。胆固醇在体内的生物合成是以乙酸为起始原料，作为乙酸衍生物的苯氧乙酸药物，其能抑制肝脏甘油三酯的合成。

吉非罗齐（gemfibrozil）

本品化学名为 2,2-二甲基-5-(2，5-二甲基苯氧基)-戊酸。

本品为白色结晶性粉末，无臭；易溶于甲醇、乙醇、丙酮、己烷，不溶于水，易溶于氢氧化钠溶液，m. p. 58～61 ℃。

本品可降低血中的总胆固醇和甘油三酯水平，降低冠心病的发病率，适用于 VLDL-胆固醇、LDL-胆固醇及甘油三酯水平升高的高脂血症患者和糖尿病引起的高脂血症。有可能引起肌炎、肌病和横纹肌溶解综合征。

20 世纪 50 年代发现，高剂量的烟酸可降低人体中的总胆固醇（TC）、TG 水平，对高脂血症有效。烟酸类药物调节血脂的机制，一方面是抑制脂肪的分解，使游离脂肪酸来源减少，从而减少肝脏甘油三酯和 VLDL 的合成与释放；另一方面是烟酸类药物直接抑制肝脏中 VLDL 和胆固醇的生物合成。

烟酸（niacin）　　　　　　　　　　烟酰胺（nicotinamide）

三、抗高血压药物

世界卫生组织建议的高血压诊断标准为，18 岁以上成人血压≥140/90 mmHg。高血压的危害是导致包括心血管结构和功能改变，肾、脑及视网膜病变，诱发冠状动脉粥样硬化和脑血管硬化而危及生命。抗高血压药又称降压药，指能降高血压，用于高血压治疗的药物。

血压的生理调节由神经调节、体液调节和肾调节等多种机制共同参与完成，其中以神经调节为主，肾、内分泌及电解质系统调节为协同。抗高血压药通过影响上述系统中一个或几个生理环节发挥降压作用。根据作用机制，抗高血压药分为作用于自主神经系统的药物、影响肾素－血管紧张素－醛固酮系统的药物、作用于离子通道的药物、利尿药及其他药物。

（一）作用于自主神经系统的药物

本类药物包括作用于中枢交感神经系统、外周交感神经系统及副交感神经系统的降压药。

1. 中枢性降压药

中枢性降压药有可乐定、莫索尼定、甲基多巴等。可乐定通过激动中枢 α2 受体，负反馈性地减少外周交感神经末梢释放去甲肾上腺素而使血压下降；莫索尼定选择性地激动脑内咪唑啉受体而产生降压作用。

可乐定（clonidine）

本品化学名为 2-(2′,6′-二氯苯胺基)-2-咪唑啉。

本品为白色结晶性粉末；无臭；溶于水、乙醇；几乎不溶于氯仿、乙醚。药物形式为其盐酸盐，m. p. 305 ℃。

本品属于 α 受体激动剂，用于高血压、高血压急症、偏头痛、绝经期潮热、痛经，以及阿片类成瘾的快速戒毒治疗。不作为第一线降压用药。

2. 作用于神经末梢的药物

从印度萝芙木的根部可提取出一种降压药，称为利血平，它可阻止神经末梢对神经递质的再摄入，导致交感神经冲动传导受阻，产生降压作用。该药作用缓慢、温和、持久。

从国产萝芙木中提取得到的总生物碱名为减压灵，含有多种降压成分，作用较利血平温和，可用于轻度高血压患者。

与利血平作用相似的还有胍乙啶。胍乙啶具有进入神经细胞胞囊泡中将去甲肾上腺素取代出来的作用，因此也起到和利血平相似的耗竭神经递质的作用，所以也有降低血压的作用。不同的是，胍乙啶不能透过血脑屏障，没有中枢神经反应，但服用胍乙啶会出现体位性低血压等其他反应。

利血平（resrpine）

本品化学名为 18β-(3,4,5-三甲氧基苯甲酰氧基)-11，17α-二甲氧基-3β，20α-育亨烷-16β-甲酸甲酯。

本品为神经节阻断剂，非一线降压药，也可以用于治疗周围血管痉挛性疾病，抑郁症患者禁用。

3. 肾上腺素受体拮抗剂

肾上腺素受体拮抗剂包括 α₁ 受体拮抗剂、β 受体拮抗剂及 α、β 受体拮抗剂。

α₁ 受体拮抗剂包括哌唑嗪、特拉唑嗪、多沙唑嗪等。该类药物口服有效，在降压的同时，并不会反射性地引起心动过速，副作用小。β 受体拮抗剂为洛尔类降压药，对轻、中度高血压有效，适用于伴有心绞痛的高血压患者。

(二)影响肾素—血管紧张素—醛固酮系统药物(RAS 或 RAAS)

肾素是一种蛋白水解酶，可激活血管紧张素原，释放出血管紧张素 I（Ang I）。Ang I 在血管紧张素转化酶的催化下，转变为血管紧张素 II（Ang II）。Ang II 具有收缩血管和促进醛固酮释放的作用，可引起血压升高。

1. 血管紧张素转化酶抑制剂(ACEI)

血管紧张素酶抑制剂(ACEI)研发于 20 世纪 70 年代，主要药物有卡托普利、依那普利、螺普利等。该类药物会产生刺激性干咳、血管神经性水肿等不良反应。卡托普利是 ACEI 代表药物，也是第一个可以口服的 ACEI。

卡托普利又名巯甲丙脯酸，白色或类白色结晶性粉末，有类似于蒜的特臭，易溶于甲醇、乙醇，可溶于水。卡托普利结构可以看作脯氨酸的衍生物，其结构中含有两个手性碳原子，皆为 S 构型。

卡托普利（captopril）

本品化学名为 1-[(2S)-2-甲基-3-巯基—丙酰基]-L-脯氨酸。

本品可用于各型高血压，尤其适用于合并糖尿病、左心室肥厚、心力衰竭、急性心肌梗死的患者，为高血压治疗的一线药物。副作用包括皮疹、嗜酸性粒细胞增高、味觉丧失及蛋白质尿。

依那普利为白色或类白色结晶性粉末，无臭，微有引湿性，易溶于甲醇，略溶于水，几乎不溶于三氯甲烷。

依那普利(enalapril)

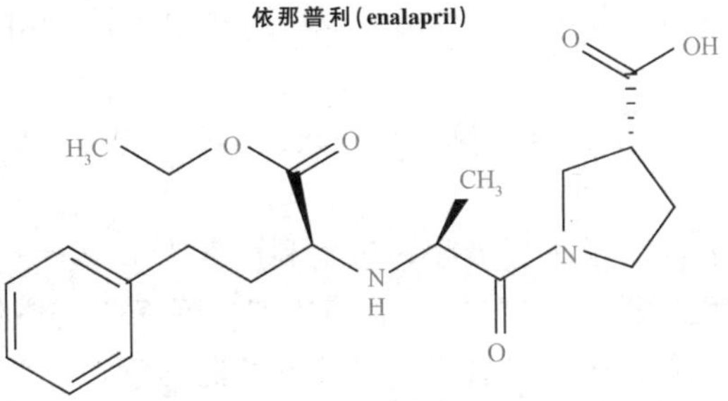

本品化学名为(S)-1-(N-(1-(乙氧羰基)-3-苯丙基)-L-丙氨酰基)-L-脯氨酸。

本品口服后在体内水解为依那普利那，为长效 ACEI，能强烈抑制 ACE 发挥降压作用，临床用于原发性高血压、肾性高血压。

2. 血管紧张素Ⅱ受体拮抗剂(ARB)

Ang Ⅱ受体拮抗剂能更充分、更直接地阻断 RAS，同时避免 ACEI 类药物的不良反应，包含的药物有氯沙坦、依普沙坦、缬沙坦等。

氯沙坦为淡黄色结晶，中等强度的酸，可与氢氧化钾成盐，通常药用氯沙坦的钾盐。本品口服吸收较好，蛋白结合率高达99%，原药和代谢产物均可经肝脏代谢及肾脏排泄。

氯沙坦(losartan)

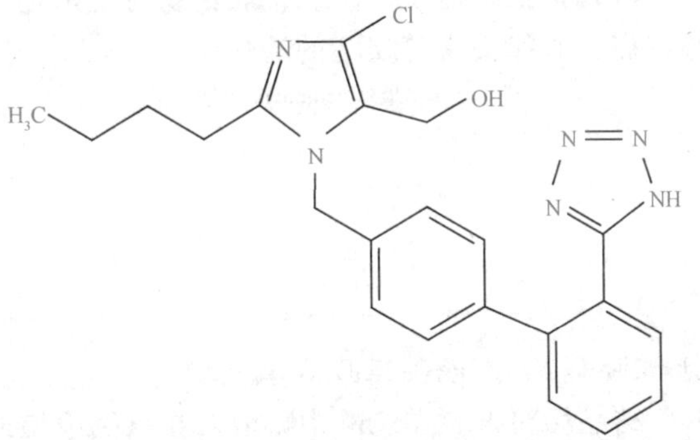

本品化学名为 2-丁基-4-氯-5-(羟甲基)-1-[[2′-(1H-四氮唑-5-)联苯基-4-]甲基]咪唑。

本品为淡黄色结晶，m.p.183.5～184.5 ℃。

本品为中等强度的酸，可与氢氧化钾成盐，口服吸收较好，蛋白结合率达99%，有良好的抗高血压、抗心力衰竭作用，可用于各型高血压患者，特别对糖尿病肾病的恶化有逆转作用。

本品与保钾利尿药(如氨苯蝶啶)、补钾剂或含钾的盐代用品合用时，可导致血钾升高。非甾体抗炎药吲哚美辛可降低氯沙坦的抗高血压作用。

依普沙坦(eprosartan)

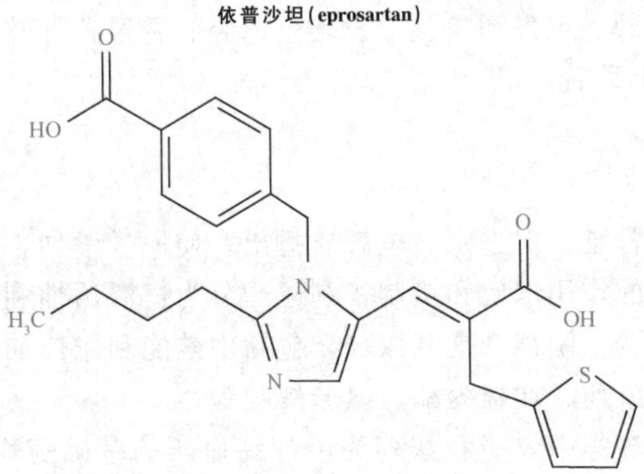

本品化学名为(E)-α-[[2-丁基-1-[(4-羧基苯基)甲基]-1H-咪唑-5-基]亚甲基]-2-噻吩丙酸。

本品为非联苯四唑类 AT_1 受体拮抗药，通过选择性阻断 Ang Ⅱ 与 AT_1 受体结合发挥药理作用。

本品口服吸收快，进食会延缓其吸收，生物利用度为13%～15%。与血浆蛋白高度结合，结合率达98%。空腹服药 1～2 h 后，血药浓度达到峰值，消除半衰期为 5～7 h。

本品不影响地高辛、华法林、双氯噻嗪等药物的药动学，主要经肾脏排泄，不良反应发生率低，适用伴肾功能障碍高血压患者。

(三)作用于离子通道的药物

1. 钙离子通道阻滞剂(CCB)

该类药物对高血压有很好的疗效，其中硝苯地平可用于轻、中度高血压，维拉帕米、地尔硫䓬、尼群地平等对高血压具有良好的疗效，氨氯地平作用稳定而持久，是长效药物。

2. 钾离子通道开放剂

选择性钾离子通道开放剂作用于 ATP 敏感的钾离子通道，使细胞膜发生超极化，导致胞内钙离子浓度下降，血管扩张，血压下降。代表药物有吡那地尔、米诺地尔等，在临床上用于对高血压、心绞痛、心律失常等疾病的治疗。

米诺地尔（minoxidil）

本品化学名为 6-(1-哌啶基)-2,4-嘧啶二胺-3-氧化物。

本品为白色或类白色结晶性粉末，在乙醇中略溶，在三氯甲烷或水中微溶，在丙酮中极微溶解；在冰醋酸中溶解，m. p. 272～274 ℃。

本品为钾离子通道开放剂，直接松弛血管平滑肌，有强大的小动脉扩张作用，通过降低外周阻力下降，使血压下降，而对容量血管无影响，故能促进静脉回流。同时，反射性调节作用和正性频率作用，可使心输出量及心率增加，但不引起体位性低血压。

本品适用重度或顽固性高血压及肾性高血压，不引起体位性低血压，长期用药未见药效降低。与普奈洛尔等合用有协同作用，且可互相抵消二者的不良反应。本品常见不良反应有皮肤潮红、下肢水肿、毛发增生。毛发增生以脸、臂及背部较为显著，常在用药 3～6 周内出现，停药 1～6 个月后消退。

(四)利尿药及血管扩张药

1. 利尿药

利尿药直接作用于肾脏，促进水、电解质排出，使尿量增加，减少血容量而达到降低血压的目的。根据药物的作用部位和机制，利尿药分为：渗透性利尿药，如甘露醇；碳酸酐酶抑制剂，如乙酰唑胺；髓袢升支利尿药，包括中效能利尿药如氢氯噻嗪，和高效能利尿药如呋塞米；保钾利尿药，如螺内酯、氨苯蝶啶等。

临床上多用氢氯噻嗪等中效能利尿药为治疗高血压的基础药物，单独用于轻症患者，或联合用药治疗各类高血压。

氢氯噻嗪（hydrochlorothiazide）

本品化学名为 6-氯-3，4-二氢-2H-1,2,4-苯并噻二嗪-7-磺酰胺-1，1-二氧化物。

本品为白色结晶性粉末，无臭，微溶于乙醇，不溶于水，m.p.173 ℃。口服吸收良好，2 h 起效，4 h 后作用达到最强，生物利用度 65％，体内不代谢以原形排泄。本品为利尿药，能抑制肾小管对 Na^+、Cl^- 的重吸收，促进肾脏对 NaCl 的排泄。在临床上用于治疗多种类型的水肿及高血压，常与其他降压药合用。

螺内酯（spironolactone）

本品为白色或类白色细微结晶性粉末；有轻微硫醇臭；水中不溶，在三氯甲烷中极易溶解，在苯或乙酸乙酯中易溶，乙醇中溶解，m.p.203～209 ℃。

螺内酯是醛固酮的竞争性抑制剂，属于低效能利尿药，用于醛固酮增多的顽固性水肿，如肝硬化腹水、慢性充血性心力衰竭水肿等。主要不良反应是高钾血症。该药有抗雌激素作用，长期用药可导致女性患多毛症、男性患性功能障碍等。

呋塞米（furosemide）

本品化学名为 2-[（呋喃-2-甲基）氨基]-5-(氨磺酰基)-4-氯苯甲酸。

本品为白色或类白色结晶粉末；无臭，几乎无味；不溶于水，可溶于丙酮及碱性溶液，略溶于乙醇；具有酸性，m.p.206～210 ℃。

本品为强效利尿药，口服给药 1 h 内起效，维持时间 6～8 h；静脉注射即时起效，可维持 2 h。临床上用于严重水肿、急性肺水肿和脑水肿、防止肾衰竭、加速某些有毒物质的排泄及上部尿道结石的排出。本品还具有温和的降压作用，可应用于抗药性高血压患者，较少产生低血钾，但老年患者服用后可发生体位性低血压。

2. 血管扩张药

血管扩张药直接作用于外周小动脉平滑肌，扩张血管，降低外周阻力，使血压下降。包含的药物有肼屈嗪、双肼屈嗪、布屈嗪。

肼屈嗪（hydralazine）　　双肼屈嗪（dihydralazine）　　　　布屈嗪（budralazine）

四、抗血栓药物

血栓是指心脏、血管内的血液发生凝固或血液中存在凝集形成的固体质块。血液的凝血过程包括内源性和外源性 2 种途径。凝血过程需要多种凝血因子参与，凝血因子依次激活生成纤维蛋白，最终形成血凝块。纤维蛋白可以在抗凝血因子的作用下被降解。

在血栓的形成过程中，血小板是必需物质，凝血因子与凝血酶起核心作用。纤维蛋白溶酶可溶解血栓中的纤维蛋白，使血栓溶解。根据作用机制不同，抗血栓药可分为抗血小板药、抗凝血药和溶血栓药等。

（一）抗血小板药

血栓素 A_2（TXA_2）是目前发现的最强缩血管物质，以及最强的血小板凝集因子。TXA_2 过多会导致血栓栓塞性疾病。花生四烯酸是 TXA_2 生物合成的前体物质，抑制花生四烯酸代谢生成 TXA_2 的中间环节，可减少 TXA_2 的生成及对血管内皮细胞的损伤。该类药物包括阿司匹林、奥扎格雷、利多格雷等。

阿司匹林（aspirin）　　　　奥扎格雷（ozagrel）　　　　利多格雷（ridogrel）

血小板的凝集作用受到血小板内 cAMP 浓度的调节。通过抑制膜磷酸酯的分解和 TXA_2 的形成可增加血小板内 cAMP 的浓度。增加血小板内 cAMP 的药物有双嘧达莫、西洛他唑。西洛他唑能同时抑制血小板及血管平滑肌内磷酸二酯酶活性，诱导 cAMP 升高，是兼有血管扩张作用的抗血小板药。

双嘧达莫（dipyridamole）　　　　西洛他唑（cilostazol）

血小板膜上的腺苷二磷酸（ADP）受体拮抗剂能专一性地阻碍 ADP 介导的血小板活化，产生类似于阿司匹林抑制血小板的作用。抑制腺苷二磷酸活化血小板的药物有噻氯匹啶、氯吡格雷、普拉格雷等。

本品化学名为(2S)-2-(2-氯苯基)-2-(4,5,6,7-四氢噻吩[3,2-c]并吡啶-5-基)乙酸甲酯。

本品为无色油状物，手性药物，药用为硫酸盐。硫酸盐为白色结晶，比旋度＋55.10°（C＝1.891，甲醇），m. p. 184 ℃。

氯吡格雷在体外无活性，口服后经肝细胞色素 P_{450} 酶系转化后成为有活性的代谢物。活性代谢物选择性不可逆地与血小板膜上二磷酸腺苷受体结合，抑制 ADP 诱导的血小板膜表面纤维蛋白原受体活化，致使纤维蛋白原无法与该受体发生粘连而抑制血小板聚集。

本品临床用于预防缺血性脑卒中、心肌梗死及外周血管病等。对本品过敏者、溃疡病患者及颅内出血患者禁用。

替罗非班是酪氨酸衍生物，为化学合成的小分子模拟肽。黏附蛋白均含有精氨酸－甘氨酸－门冬氨酸(RGD)的三肽结构，该结构是黏附蛋白与血小板结合的活性部位之一。替罗非班能占据血小板上纤维蛋白原(GPⅡb/Ⅲa)受体的活性部位，竞争性抑制以纤维蛋白原为中介的血小板聚集。

替罗非班（tirofiban）

(二)抗凝血药

抗凝血药是以凝血过程中的某些凝血因子或凝血酶为标靶，抑制或破坏它们的活性而破坏凝血过程的某个环节，阻止血液凝固和血栓的形成。

维生素 K 参与凝血因子Ⅱ、Ⅶ、Ⅸ、Ⅹ 的合成。香豆素类药物的结构与维生素 K 相似，是维生素 K 的拮抗剂。该类药物通过干扰凝血因子和相关蛋白的羧基化，使新合成的因子不具有生物功能，从而达到抗凝、抑制血栓形成的目的。其中的代表性药物是华法林。

华法林钠（warfarin sodium）

本品化学名为 4-羟基-3-(3-氧代-1-苯基丁基)-2H-1-苯并吡喃-2-酮。

本品为白色结晶性粉末，无臭；极易溶于水，易溶于乙醇，几乎不溶于三氯甲烷或乙醚。本品为手性药物，药用为消旋体，S-异构体的抗凝活性比 R-异构体的强。

本品用于治疗急性心肌梗死、肺栓塞，以及人工心脏瓣膜转换手术引起的血栓栓塞性疾病。华法林主要经肝脏细胞色素 P_{450}（CYP）酶系代谢。所以，能抑制 CYP 活性的药物如甲硝唑、氯霉素、西咪替丁、奥美拉唑、氟康唑等，均可使华法林的代谢减慢，抗凝作用增强。使用华法林时须注意与其他药物的作用。其同类药物有醋硝香豆素、苯丙香豆素、双香豆素等。

肝素（heparin）在体内外均有强大而迅速地抗凝作用。低分子量肝素是肝素经化学或酶法解聚而得到的短链制剂，作用与肝素相似。该类药物有依诺肝素（enoxaparin）、替地肝素（tedelparin）等。

凝血酶是一种蛋白水解酶，通过对多种凝血因子的蛋白水解作用参与凝血过程。抑制或破坏凝血酶的活性可以快速、高效地抑制血栓形成。

阿加曲班是凝血酶的直接抑制剂，其分子结构中含有甘氨酸、精氨酸的结构片段和磺酰基，静脉注射能快速产生抗血栓作用，比使用肝素维持治疗更有效，对进展性和皮质性脑血栓疗效显著。

阿加曲班 （argatroban）

水蛭素是凝血酶最强的特异性抑制剂，能进入血栓，对动、静脉血栓均有效。

除了以上药物，还有血栓溶解药。该类药物直接或间接激活纤维蛋白溶酶原，使其转变为具有活性的纤维蛋白溶酶，溶解血栓中的纤维蛋白，达到溶解血栓的目的，代表性药物有链激酶、尿激酶等。

五、抗心力衰竭药物

心力衰竭简称心衰，是指由于心脏的收缩功能和（或）舒张功能发生障碍，不能将静脉回心血量充分排出心脏，导致静脉系统血液淤积，动脉系统血液灌注不足，从而引起心脏循环障碍症候群。心力衰竭不是一个独立的疾病，而是心脏疾病发展的终末阶段。

目前临床上用于治疗心衰的药物种类多样，各类药物的结构和机理各不相同。目前有硝酸酯类、血管紧张素转化酶抑制剂、磷酸二酯酶抑制剂、多巴胺类非特异性 β 受体激动剂及强心苷等。

强心苷类药物是含有甾体苷元的化合物，多存在于有毒的植物中，如毛花洋地黄、黄花夹竹桃等。这类药物通过抑制心肌细胞膜结合的 Na^+，K^+-ATP 酶使钠泵失灵，细胞内的 Na^+ 浓度增高，兴奋 Na^+-Ca^{2+} 交换系统，使 Na^+ 外流增加、Ca^{2+} 内流增加，增强心肌收缩力。地高辛是强心苷类药物的典型代表。

地高辛（digoxin）

本品化学名为 3β-[[O-2,6-二脱氧-β-D-核-己吡喃糖基-(1→4)-O-2,6-二脱氧-β-D-核-己吡喃糖基-(1→4)-2,6 二脱氧-β-D-核己吡喃糖基]氧代]-12β，14β-二羟基-5β-心甾-20(22)烯内酯。

本品为白色结晶或结晶性粉末，无臭，味苦；易溶于吡啶，微溶于烯醇，极微溶于三氯甲烷，不溶于水或乙醚；比旋度 +9.5°～+12.5°（2％吡啶溶液），m.p.235～245 ℃，在熔融的同时分解。

取本品约 1 mg，置小试管中，加含三氯化铁的冰醋酸（取冰醋酸 10 mL，加三氯化铁试液 1 滴制成）1 mL 溶解后，沿管壁缓缓加硫酸 1 mL，使成两液层，接界处即显棕色，放置后，上层显靛蓝色。

本品属于强心甾烯类化合物，药理活性由苷元决定。糖苷基能增加苷元的水溶性，增强对心肌的亲和力。

本品为中效强心苷类药，对心脏的作用表现为正性肌力作用，具有减慢心率，抑制心脏传导作用，适用于低输出量型充血性心力衰竭、心房颤动、心房扑动、阵发性室上性心动过速。

强心苷类药物的有效剂量与中毒剂量接近，应用时应监测血药浓度，剂量应个体化，以保证用药安全。

◎ 情境解析

在未使用降压药的情况下，非同日 3 次测量诊室血压，收缩压≥140 mmHg 和（或）舒张压≥90 mmHg 为高血压。血压升高将加重心脏负荷，引起左心室肥厚，继而出现心脏扩大、心律失常等问题。

高血压的治疗，对于低危患者，首先建议其调整生活方式 1～3 个月，如血压仍不达标，再开始进行药物治疗。对于高危和很高危患者，应及时启动降压药物治疗，并对并存的危险因素和合并的临床疾病进行综合治疗。

联合应用降压药物已是降压治疗的基本方法。在我国，临床主要推荐应用的优化联合治疗方案包括：①CCB＋ARB；②CCB＋ACEI；③ARB＋噻嗪类利尿剂；④ACEI＋噻嗪类利尿剂；⑤CCB＋噻嗪类利尿剂；⑥CCB＋β 受体拮抗剂。

◎ 知识拓展

普萘洛尔

第二次世界大战结束不久，格拉斯哥大学的詹姆斯·怀特布莱克博士受聘为英国帝国化学工业集团(ICI)的药物研究员。他深信雷蒙德·P. 阿尔奎斯特提出的，人体存在着肾上腺素α受体和β受体的假说，致力于研发β受体阻断剂。

1962 年，布莱克博士带领研发小组合成出了第一个β受体阻断剂，但遗憾的是，该药能使小鼠患胸腺肿瘤，不能用于临床。研发小组继续深入研究，最终合成得到有实际应用价值的新药物，该药被命名为"普萘洛尔"，又名心得安。该药能减慢心率，降低心肌收缩力和心排出量，从而降低血压。1972 年，布莱克带领的研发小组又合成得到能抑制胃酸分泌的药物西咪替丁，彻底改变了消化性溃疡的治疗模式，使得以手术治疗为主的传统治疗方式退出历史舞台。

布莱克因其在药物研发方面的巨大贡献而获得了 1988 年的诺贝尔生理学或医学奖。

◎ 思维导图

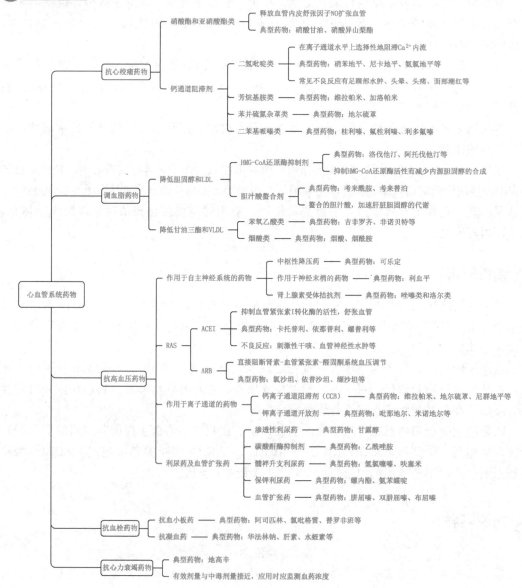

一、单项选择题

1. 血管内皮舒张因子是（　　　）。
   A. CO
   B. CO_2
   C. NO
   D. NO_2

2. Ca^{2+} 进入血管平滑肌后引发的生理效应是（　　　）。
   A. 平滑肌收缩
   B. 平滑肌舒张
   C. 冠状动脉扩张
   D. 心肌耗氧减少

3. 第一代二氢吡啶类药物的代表是（　　　）。
   A. 氨氯地平
   B. 硝苯地平
   C. 加洛帕米
   D. 尼卡地平

4. 在受热或剧烈振动下易发生爆炸的是（　　　）。
   A. 维拉帕米
   B. 硝酸异山梨酯
   C. 氟桂利嗪
   D. 硝苯地平

5. 以下药物属于芳烷基胺类抗心绞痛药的是（　　　）。
   A. 硝酸甘油
   B. 地尔硫䓬
   C. 硝苯地平
   D. 维拉帕米

6. 钙通道阻滞剂的作用是（　　　）。
   A. 阻止钙离子回流细胞
   B. 协助钙离子离开细胞
   C. 帮助建立钙离子通道
   D. 阻碍钙离子通道的建立

7. 下列说法错误的是（　　　）。
   A. 硝酸异山梨酯属长效抗心绞痛药
   B. 盐酸尼卡地平又名心痛定
   C. 桂利嗪可用于缺血性脑缺氧引起的脑损伤的治疗
   D. 氨氯地平属于第三代二氢吡啶类钙通道阻滞剂

8. 以下抗心绞痛药物的名称是（　　　）。

   A. 硝酸甘油
   B. 维拉帕米
   C. 硝苯地平
   D. 地尔硫䓬

9. 室上性心动过速的首选药物是（　　　）。
   A. 地尔硫䓬
   B. 维拉帕米
   C. 氨氯地平
   D. 桂利嗪

10. 以下有利于预防动脉粥样硬化的是（　　）。
    A. CM
    B. VLDL
    C. LDL
    D. HDL

11. 以下药物中属于 HMG-CoA 还原酶抑制剂的是（　　）。
    A. 阿托伐他汀
    B. 考来酰胺
    C. 非诺贝特
    D. 吉非罗齐

12. 他汀类药物可能的严重药物副作用是（　　）。
    A. 足踝部水肿
    B. 心搏骤停
    C. 横纹肌溶解
    D. 直立性低血压

13. 胆固醇在体内的生物合成是以（　　）为起始原料。
    A. 甲酸
    B. 乙酸
    C. 乙醇
    D. 甘油

14. 下列药物中属于血管紧张素酶抑制剂（ACEI）的是（　　）。
    A. 卡托普利
    B. 辛伐他汀
    C. 依普沙坦
    D. 氨苯蝶啶

15. 以下属于卡托普利药物不良反应的是（　　）。
    A. 面部潮红
    B. 足踝水肿
    C. 横纹肌溶解
    D. 味觉丧失

16. 氢氯噻嗪属于（　　）治疗高血压的基础药物。
    A. 低效能利尿药
    B. 中效能利尿药
    C. 高效能利尿药
    D. 渗透性利尿药

17. 长期使用可导致女性多毛症、男性性功能障碍的利尿药是（　　）。
    A. 螺内酯
    B. 氢氯噻嗪
    C. 甘露醇
    D. 乙酰唑胺

18. ACEI 类降压药的典型药物不良反应是（　　）。
    A. 体位性低血压
    B. 男性乳房发育
    C. 高血钾
    D. 干咳

19. 人体血压的生理调节以哪种方式为主？（　　）
    A. 神经调节
    B. 体液调节
    C. 肾调节
    D. 药物调节

20. 属于 α_1 受体拮抗剂的是（　　）。
    A. 美托洛尔
    B. 卡维地洛
    C. 特拉唑嗪
    D. 拉贝洛尔

二、多项选择题

1. 根据作用机制，抗心绞痛药分为（　　）。
    A. 硝酸酯类
    B. 钙通道阻滞剂拮抗剂
    C. 亚硝酸类
    D. β受体拮抗剂

2. 下列药物属于 NO 供体药物的有（　　　）。

    A. 硝酸甘油　　　　　　　　　　　B. 硝酸异山梨酯

    C. 硝苯地平　　　　　　　　　　　D. 硝普钠

3. 钙通道阻滞剂按化学结构可分为（　　　）。

    A. 二氢吡啶类　　　　　　　　　　B. 芳烷基胺类

    C. 二苯基哌嗪类　　　　　　　　　D. 苯并硫氮杂䓬类

4. 硝苯地平常见的不良反应有（　　　）等。

    A. 足踝部水肿　　　　　　　　　　B. 直立性低血压

    C. 头痛　　　　　　　　　　　　　D. 面部潮红

5. 调血脂药物的作用包括（　　　）。

    A. 降低胆固醇　　　　　　　　　　B. 降低 LDL

    C. 降低甘油三酯　　　　　　　　　D. 降低 VLDL

6. 根据作用机制，抗高血压药分为（　　　）及其他药物。

    A. 利尿药　　　　　　　　　　　　B. 影响 RAS 系统的药物

    C. 作用于离子通道的药物　　　　　D. 作用于自主神经系统的药物

7. 利尿药可分为（　　　）。

    A. 渗透性利尿药　　　　　　　　　B. 碳酸酐酶抑制剂

    C. 髓袢升支利尿药　　　　　　　　D. 保钾利尿药

8. 常用的 ARB 药物有（　　　）。

    A. 依那普利　　　　　　　　　　　B. 氯沙坦

    C. 特拉唑嗪　　　　　　　　　　　D. 依普沙坦

9. 以氢氯噻嗪为基础药物，联合降压的药物组合有（　　　）。

    A. ARB＋噻嗪类利尿剂　　　　　　B. β受体拮抗剂＋噻嗪类利尿剂

    C. CCB＋噻嗪类利尿剂　　　　　　D. ACEI＋噻嗪类利尿剂

三、简答题

1. 硝酸甘油如何缓解心绞痛？其应如何使用？

2. 降血脂药应如何分类？试列举出典型药物。

3. 按作用机制，抗高血压药有哪些类型？每类至少列举出一种药物。

4. 二氢吡啶类钙通道阻滞剂分为多少代，各有什么特点？试写出每代中的典型药物。

四、实例分析

1. 硝苯地平有什么化学特性？应如何鉴别？

2. 为什么氢氯噻嗪通常与氨苯蝶啶联合使用？

第八章　神经系统药物

学习目标

知识目标：掌握典型神经系统药物的特性及应用。

能力目标：能够辨识麻醉药品，能够使用抗过敏药物。

素质目标：培养守法意识、敬畏生命的职业道德。

情境导入

班级同学小王学习优异，但最近一段时间迷上了用手机上网。每天不使用手机登录网络就心神不宁，但上网又占用了时间，分散了精力，使学习成绩下降。处于矛盾中的小王逐渐焦虑、紧张、失眠，慢慢对周围事物缺乏兴趣和活力，不与人交流。家长带小王到医院就诊，确诊为抑郁症。问题：有哪些常用的抗抑郁药物，如何对患者进行用药监护？

一、中枢神经系统药物

中枢神经系统药物指对中枢神经活动起抑制或兴奋作用，用于治疗相关疾病的化学物质。按治疗的疾病分类，有镇静催眠药、抗癫痫药、抗精神病药、抗抑郁药、镇痛药和神经退行性疾病治疗药。

(一)镇静催眠药

药物作用于中枢神经时，因剂量不同而产生镇静或催眠作用。小剂量时镇静，较大剂量时催眠，更大剂量产生抗惊厥、麻醉作用。本类药物也用于癫痫、焦虑等的治疗。按化学结构，可以将镇静催眠药分为苯二氮䓬和非苯二氮䓬类。

苯二氮䓬（benzenediazonium）

䓬即环庚三烯。苯二氮䓬类镇静催眠药因选择性高、安全范围大、对呼吸抑制小、不影响肝药酶活性、大剂量不引起麻醉、药物耐受性和依赖性发生率低等优点，已成为临床上镇静、催眠、抗焦虑的首选药物。

γ-氨基丁酸英文缩写为 GABA，是中枢神经系统的一种主要递质。当它与受体结合时，产生抑制效应。苯二氮䓬类药物作用于脑内特定部位的 GABA 受体，产生镇静、催眠、抗焦虑、抗惊厥和中枢性肌松等药理作用。

苯二氮䓬类镇静催眠药的典型品种有地西泮、氯氮䓬、三唑仑等。

本品化学名为 1-甲基-5-苯基-7-氯-1,3-二氢-2H-1,4-苯并二氮杂䓬-2-酮，又名安定。

本品为白色或类白色结晶性粉末；无臭，味微苦；易溶于丙酮或三氯甲烷，在乙醇中溶解，几乎不溶于水，m.p.130～140 ℃。

本品具有抗焦虑、镇静、催眠、抗癫痫等作用，临床用于治疗焦虑症、失眠及各种神经官能症。口服药物后，在胃酸作用下 4,5-位开环。开环的化合物进入碱性的肠道后，又闭环成原药。

非苯二氮䓬类镇静催眠药主要有唑吡坦、佐匹克隆等。它们镇静催眠作用强，口服后吸收迅速，半衰期短，安全性高，基本不改变正常的生理睡眠结构，无成瘾性和耐受性，较少抗焦虑、肌肉松弛和抗惊厥作用。

唑吡坦（zolpidem）

本品化学名为 N,N,6-三甲基-2-(4-甲基苯基)咪唑并[1,2-A]吡啶-3-乙酰胺。

本品的药用物质为酒石酸唑吡坦，为白色结晶，溶于水，固体对光和热稳定，水溶液在 pH1.5～7.4 时稳定。

本品是第一个上市的咪唑并吡啶类镇静催眠药，具有较强的镇静、催眠作用，抗焦虑、肌肉松弛和抗惊厥作用较小，对呼吸系统无抑制作用。在正常治疗周期内极少产生耐受性和依赖性，已成为主要的镇静催眠药。

(二)抗癫痫药

癫痫是由大脑神经元突发性异常放电，导致短暂的大脑功能障碍的一种慢性疾病。抗癫痫药可抑制大脑神经兴奋性，用于防止和控制癫痫发作。按化学结构，可将抗癫痫药分为酰脲类、苯二氮䓬类、二苯并氮䓬类和其他类。

酰脲类又称巴比妥类，是以巴比妥酸(丙二酰脲)为基本结构的衍生物。巴比妥酸本身无中枢作用，只有当分子中 C5 上的 2 个氢原子被烃基取代，才呈现活性。巴比妥类药物按其作用时间不同，分为 4 种类型：长效类，持续作用时间 4～12 h，如苯巴比妥；中效类，持续作用时间 2～8 h，如异戊巴比妥；短效类，持续作用时间 1～4 h，如司可巴妥；超短效类，持续作用时间 0.5～1 h，如硫喷妥钠。

巴比妥基本结构

巴比妥类 5-位碳上取代基氧化反应的难易程度直接影响药物持续时间。具体为：①当 5-位碳上的取代基为饱和直链烷烃或芳烃时，不易氧化，作用时间长；②当 5-位碳上的取代基为支链烷烃或不饱和烃基时，易氧化，则作用时间短。

脂水分配系数是溶质在两相溶剂中达到平衡时的浓度比值，以有机相中的浓度为分子，水相中的浓度为分母。所以，脂水分配系数值越大表明溶质越易溶于脂，反之易溶于水。药物具有亲水性才能在体液中转运，具有亲脂性才能透过血脑屏障，到达作用部位。①5-位碳上 2 个取代基的碳原子总数在 4～8 时，脂水分配系数较合适，药物具有良好中枢作用；②2-位碳上的氧原子以硫原子代替，如硫喷妥钠，则脂溶性增大，起效快；③氮原子上引入甲基，如海索巴比妥，可降低酸性和增加脂溶性，起效快。

典型酰脲类抗癫痫药有苯巴比妥、苯妥英钠。

苯巴比妥（phenobarbital）

本品化学名为 5-乙基-5-苯基-2,4,6-(1H,3H,5H)-嘧啶三酮。

苯巴比妥又名鲁米那，白色有光泽结晶性粉末，无臭，溶于乙醇或乙醚，略溶于三氯甲烷，极微溶于水，在氢氧化钠或碳酸钠溶液中溶解。

本品显弱酸性，在氢氧化钠或碳酸钠溶液中溶解得到苯巴比妥钠。该钠盐水溶液不稳定，易吸收空气中的二氧化碳析出使溶液呈现混浊。因此，巴比妥类钠盐注射液须制成粉针剂，临用时配制，不能与酸性药物配伍使用或暴露在空气中。巴比妥类药物还具有水解性，易发生水解开环反应。

苯巴比妥是最早用于治疗癫痫的巴比妥类药物，目前仍广泛用于临床，是癫痫大发作及局限性发作的重要治疗药物。对苯巴比妥进行结构改造可以得到一系列抗癫痫药。

二苯并氮䓬类有卡马西平、奥卡西平。

卡马西平（carbamazepine）

本品化学名为 5H-二苯并[b,f]氮杂䓬-5-甲酰胺，又名酰胺咪嗪、卡巴咪嗪。

本品为白色或类白色结晶性粉末，几乎无臭，易溶于二氯甲烷，略溶于乙醇，几乎不溶于水或乙醚，m. p. 189～193 ℃。

本品在干燥和室温下较稳定；片剂在潮湿环境下保存时，药效降至原来的 1/3。长时间光照，固体表面会由白色变橙色，故应避光保存。本品水溶性差，口服吸收慢且不规则。在肝脏进行代谢，代谢产物随尿液排出。

本品临床上用于治疗癫痫，是单纯及复杂部分性发作的首选药，对失神发作无效，也用于三叉神经痛的治疗。本品常见的副反应有嗜睡、复视、胃肠道反应及精神紊乱，少数患者出现骨髓抑制。

(三)抗抑郁药物

抑郁是一种情绪障碍，主要表现是思维迟缓、情绪低落、动作减少同时存在，多见于心境障碍抑郁发作，也见于器质性和躯体疾病所致精神障碍。

抑郁症是一种以连续且长期心情低落为主要临床特征的精神疾病。抑郁症的治疗方法包括药物治疗、心理治疗和物理治疗。临床常用的抗抑郁药，按作用机制可分为去甲肾上腺素重摄取抑制剂、5-羟色胺重摄取抑制剂和其他类。

去甲肾上腺素重摄取抑制剂多为三环化合物，通过选择性地抑制中枢神经突触前膜对去甲肾上腺素的重摄取，增加中枢神经系统去甲肾腺素的功能，起抗抑郁作用，典型药物有氯米帕明、阿米替林和多塞平。

5-羟色胺重摄取抑制剂选择性地抑制突触前膜对5-羟色胺的重摄取，提高突触间隙中的5-羟色胺浓度，起到抗抑郁作用。此类药物具有口服吸收良好、生物利用度高、耐受性好、疗效与三环类抗抑郁药相当、不良反应较三环抗抑郁药少等优点，现已成为临床主要应用的抗抑郁药。典型药物有氟西汀、文拉法辛、西酞普兰、帕罗西汀。

氟西汀 **(fluoxetine)**

本品化学名为(±)-N-甲基-3-苯基－(4-三氟甲基苯氧基)丙胺。

氟西汀为非三环类抗抑郁药，临床上常用其盐酸盐。盐酸氟西汀为白色或类白色结晶性粉末；无臭；在甲醇或乙醇中易溶，在水或三氯甲烷中微溶，在乙醚中不溶，m. p. 158.4～158.9 ℃。

本品 S 异构体的活性较强，临床使用外消旋体。本品可强烈抑制 5-HT 的再吸收，能明显改善抑郁症状以及焦虑和睡眠障碍。

(四)镇痛药物

医学上所谓的疼痛是一种复杂的生理和心理活动，在临床上最常见的症状之一。它包括伤害性刺激作用于机体引起的痛感觉，以及机体对伤害性刺激的痛反应(常伴随强烈的情绪色彩)。

常用于镇痛的药物有两大类：一类是与阿片受体作用的镇痛药，称为麻醉性镇痛药，简称镇痛药。另一类是抑制前列腺素生物合成的解热镇痛药，也称非甾体抗炎药。按结构和来源，镇痛药分为吗啡及其衍生物、合成镇痛药和内源性阿片样镇痛物质。

天然吗啡从阿片中提取分离得到，具有优良的镇痛、镇咳和镇静作用。吗啡的镇痛作用与其立体结构关系密切，化学合成的吗啡右旋体无镇痛和其他生理活性。吗啡的最大缺点是易成瘾和呼吸中枢抑制，属于严格监管麻醉药品。

盐酸吗啡（morphine hydrochloride）

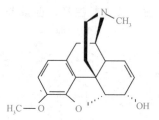

· HCl · 3H₂O

本品化学名为 17-甲基-4，5α-环氧-7，8-二脱氢吗啡喃-3，6α-二醇盐酸盐三水合物。

本品为白色有丝光的针状结晶或结晶性粉末；无臭，遇光易变质；在水中溶解，在乙醇中略溶，在三氯甲烷或乙醚中几乎不溶。

本品从阿片中提取，粗品经精制后得到盐酸吗啡。天然吗啡为左旋体，右旋体无镇痛及其他生理活性。在光照下，吗啡被空气氧化为具有较大毒性的伪吗啡，故吗啡应避光、密闭保存。吗啡在酸性溶液中加热脱水并经分子重排生成阿扑吗啡。阿扑吗啡为多巴胺受体激动剂，在临床上用来催吐剂。

本品具有镇痛、镇咳、镇静作用，临床上主要用于抑制剧烈疼痛，是世界卫生组织（WHO）推荐的晚期癌症患者的镇痛用药；也可用于麻醉前给药。

对吗啡进行结构改造可得到可待因，成瘾性降低，具有较强的镇咳作用，是临床上最有效的镇咳药之一。

可待因（codeine）

本品化学名为 17-甲基-3-甲氧基-4，5α-环氧-7，8-二去氢吗啡喃-6α—醇。

本品常用其磷酸盐，为白色细微的针状结晶性粉末；无臭；有风化性；水溶液显酸性反应。在水中易溶，在乙醇中微溶，在氯仿或乙醚中极微溶解，m. p. 154～156 ℃。

本品能直接抑制延脑咳嗽中枢，产生迅速而强大的镇咳作用。临床上主要用于各种原因引起的剧烈干咳和刺激性咳嗽，尤适用于伴有胸痛的剧烈干咳；用于中等程度疼痛的镇痛；局部麻醉或全身麻醉时的辅助用药。长期应用可产生耐受性和成瘾性。本品可透过胎盘使胎儿成瘾，引起新生儿戒断症状，如腹泻、呕吐、打哈欠、啼哭等。分娩期应用可引起新生儿呼吸抑制。

对吗啡分子进行结构简化后发展出合成镇痛药。按化学结构可分为哌啶类、氨基酮类、苯并吗喃类和其他类。

哌啶类合成镇痛药有哌替啶、芬太尼族。

哌替啶（meperidine）

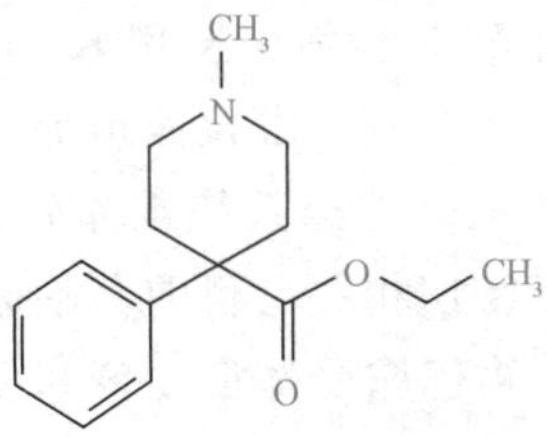

本品化学名为 1-甲基-4-苯基-4-哌啶甲酸乙酯，又名杜冷丁。

本品为白色结晶性粉末，无臭或几乎无臭，易溶于水或乙醇，几乎不溶于乙醚，临床上主要用于创伤、术后及癌症晚期等各种剧烈疼痛。

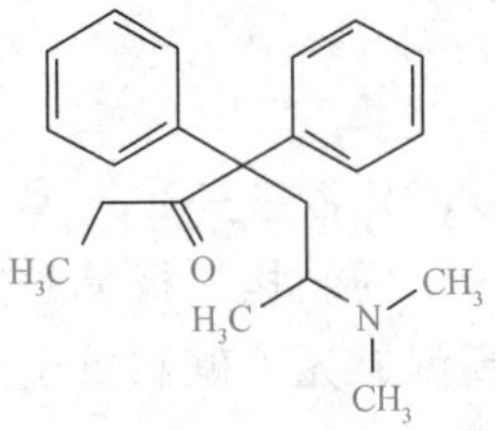

美沙酮（methadone） 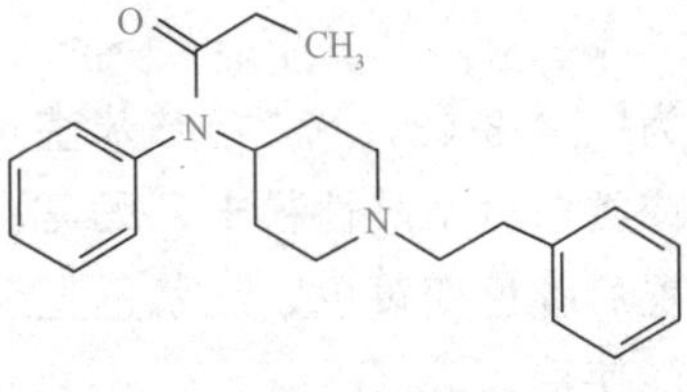　　　　芬太尼（fentanyl）

氨基酮类合成镇痛药有美沙酮，它是一个高度柔性分子，临床上主要用于阿片、吗啡、海洛因成瘾者的脱瘾治疗。苯并吗喃类的有喷他佐辛，镇痛作用为吗啡的 1/3，呼吸抑制作用约为吗啡的 1/2，在临床上用于缓解各种慢性剧痛。

曲马多（tramadol）

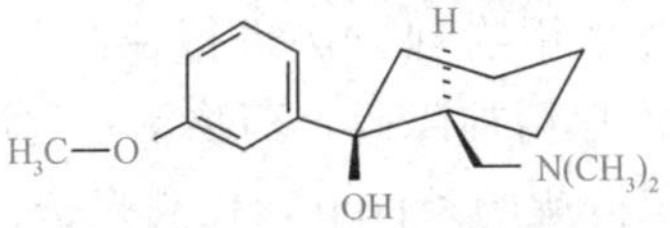

本品化学名为（±）－E-2-[（二甲氨基）甲基]-1-(3-甲氧基苯基)环己醇。

本品常用其盐酸盐，为白色结晶或结晶性粉末；无臭，味苦；有吸湿性；易溶于水和乙醇，难溶于乙醚，m. p. 180～181 ℃。

曲马多为非阿片受体类中枢性镇痛药，临床用于中、重度急慢性疼痛，也用于术后痛、创伤痛、癌症痛、心脏病突发性痛、关节痛、神经痛、分娩痛。

布桂嗪（bucinnazine）

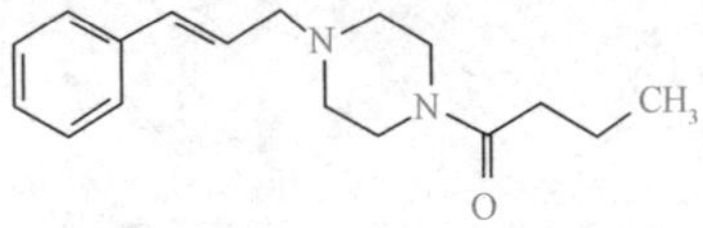

本品化学名为 1-正丁酰基-4-肉桂基哌嗪，又名强前定。

本品镇痛作用约为吗啡的 1/3，连续使用可致耐受性和成瘾性，已列为麻醉药品。临床上用于偏头痛、三叉神经痛、炎症性及外伤性疼痛、关节痛、痛经、癌症引起的疼痛等。

(五)神经退行性疾病治疗药

神经退行性疾病是由于大脑和脊髓神经元退行性病变而引起的慢性、进行性神经系统疾病。阿尔茨海默病和帕金森病是两种最常见的老年性神经退行性疾病。临床症状，阿尔茨海默病以认知障碍为主，帕金森病以运动障碍为主。

阿尔茨海默病又称老年痴呆，至今尚未明确其确切发病机制。目前，临床应用的抗阿尔茨海默病药物主要为乙酰胆碱酯酶抑制剂、N-甲基-D-天冬氨酸受体拮抗剂和增强脑代谢药，包括多奈哌齐、卡巴拉汀、美金刚、吡拉西坦等。

帕金森病又称震颤麻痹，一种中枢神经系统锥体外系功能障碍的慢性、进行性疾病。帕金森病与脑内的多巴胺含量下降密切相关。目前，临床用于治疗帕金森病的药物主要有拟多巴胺药、外周脱羧酶抑制剂、多巴胺受体激动剂和多巴胺加强剂。其具体包括左旋多巴、苄丝肼、溴隐亭、司来吉兰等。

左旋多巴（levodopa）

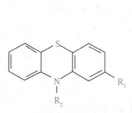

本品化学名为（－）-3-(3，4-二羟基苯基)-L-丙氨酸，又名左多巴。

本品为白色或类白色结晶性粉末；无臭；具有邻苯二酚结构，极易被空气中的氧氧化变色，水溶液放置后颜色变黄色、红紫色直至黑色。高温、光、碱和重金属离子可加速其变化，变色后不能使用。

本品用于治疗各种类型的帕金森病，改善肌强直和运动迟缓的效果明显。

（六）抗精神病药

精神病又称精神障碍，是以个体认知、情感或意志行为障碍为特征的一种综合征，包括焦虑症、强迫症、抑郁症、双相障碍、精神分裂等。

早期，对精神障碍患者主要采用物理方法进行控制和治疗，如电休克疗法。20 世纪 50 年代，人们开始使用氯丙嗪治疗精神障碍，药物治疗逐渐成为精神疾病的主要手段。

抗精神病药可在不影响意识清醒的条件下，控制兴奋、躁动、幻觉及妄想等症状，主要用于精神分裂症。按母核不同，抗精神病药分为吩噻嗪类、噻吨类（硫杂蒽类）、丁酰苯类、二苯氮䓬类和取代苯甲酰胺类等。其中，吩噻嗪类、噻吨类和二苯氮䓬类统称为三环类，都是从吩噻嗪结构中改造而成的。

吩噻嗪（phenothiazine）　　　　二苯并二氮䓬

20 世纪 50 年代初，在抗组胺药的研究中观察到异丙嗪有较强的中枢抑制作用，可用于精神疾病的治疗。由此促进了吩噻嗪类药物的研发。经过深入研究，在氯丙嗪的研发中取得了成功，开辟了精神病化学治疗的新领域。

盐酸氯丙嗪 (chorpromazine hydrochloride)

本品化学名为 N,N-二甲基-2-氯-10H-吩噻嗪-10-丙胺盐酸盐，又名冬眠灵、氯普马嗪。

本品为白色或乳白色结晶性粉末，微臭，味极苦，有引湿性，极易溶于水，水溶液显酸性，溶于乙醇或三氯甲烷，在乙醚或苯中不溶，m.p.194～198 ℃。水溶液加硝酸后显红色，这是吩噻嗪类化合物的共有反应，可用于鉴别；与三氯化铁试液作用，显稳定红色。

本品为吩噻嗪类药物，在空气中放置后渐变为红棕色，紫外线及重金属离子对其均有催化作用，能加速反应的进行。遇光分解生成自由基，可引发过敏反应。口服或注射给药后，部分患者在强烈日光照射下皮肤出现红疹。此为吩噻嗪类药物毒副作用之一。

本品注射液在日光作用下发生氧化反应而变质。在其生产过程中，可加入对氢醌、连二亚硫酸钠、亚硫酸氢钠或维生素 C 等抗氧剂。

本品与多巴胺受体结合，阻断多巴胺与受体的结合而发挥作用；还可与中枢胆碱受体、肾上腺素受体、组胺受体和 5-羟色胺受体结合，对上述受体产生抑制作用。临床上常用于治疗精神分裂症和躁狂症，大剂量时可用于镇吐、强化麻醉及人工冬眠等。主要副作用有口干、上腹部不适、乏力、嗜睡、便秘等。

引起精神疾病的原因很复杂。一般认为，精神分裂症可能与患者脑内多巴胺过多有关。经典抗精神障碍药物如氯丙嗪是多巴胺受体阻断剂，通过减低多巴胺功能发挥抗精神病作用，同时也引发运动功能障碍锥体外系副反应。近年来出现新的抗精神障碍药物如氯氮平，它们的作用机理不同于经典药物，较少发生锥体外系副反应，称为非经典抗精神病药。

氯氮平 (clozapine)

本品化学名为 8-氯-11-(4-甲基-1-哌嗪基)-5H-二苯并[b,e][1,4]二氮杂䓬。

本品为淡黄色结晶性粉末，无臭无味，在水中几乎不溶，在乙醇中溶解，在三氯甲烷中易溶，m.p.181～185 ℃。

本品是非典型抗精神病药物的代表，口服吸收较好，首关效应显著，生物利用度约50%。本品能抑制多巴胺与受体结合，并具有拮抗 5-HT$_2$ 受体作用，与经典抗精神病药相比，锥体外系反应及迟发性运动障碍等副作用较轻，主要用于难治性精神分裂症。本品的副作用是粒细胞缺乏症。

二、外周神经系统药物

外周神经系统包括传出神经和传入神经。根据神经兴奋时神经末梢释放的神经递质不同，将传出神经分为胆碱能神经和肾上腺素能神经。

胆碱能神经在神经兴奋时，末梢释放神经递质乙酰胆碱。乙酰胆碱和受体结合产生生理反应。这样的受体有两类，称为 M 受体和 N 受体。直接作用于胆碱受体的称为胆碱受体激动剂。

(一)拟胆碱药

临床使用的天然 M 受体激动剂是毛果芸香碱，这是一种从芸香科植物毛果芸香叶子分离出的生物碱。

毛果芸香碱（pilocarpine）

本品化学名为 4-[(1-甲基-1H-咪唑-5-基)甲基]-3-乙基二氢-2(3H)-呋喃酮，又名匹鲁卡品。

本品为无色结晶或白色结晶性粉末；无臭，味微苦；遇光易变质；易溶于水，微溶于乙醇，不溶于三氯甲烷或乙醚，m. p. 173.5～174 ℃。

本品具有缩瞳、降低眼压、兴奋汗腺和唾腺分泌作用，临床主要用于原发性青光眼的治疗。

乙酰胆碱从神经末梢释放后很快被乙酰胆碱酯酶水解。抗胆碱酯酶药能抑制该酶的作用，使突触处的乙酰胆碱浓度升高，增强并延长乙酰胆碱的作用。抗胆碱酯酶药的典型药物有溴新斯的明、苄吡溴铵。

溴新斯的明（neostigmine bromide）

本品化学名为溴化－N,N,N-三甲基-3-[(二甲氨基)甲酰氧基]苯胺。

本品为白色结晶性粉末，无臭，极易溶于水，易溶于乙醇或三氯甲烷，几乎不溶于乙醚，具有兴奋平滑肌、骨骼肌作用，临床用于重症肌无力、术后腹气胀及尿潴留等的治疗。大剂量使用可引起恶心、呕吐、腹痛、流涎等，严重时可出现共济失调、惊厥、昏迷、语言不清、焦虑不安、恐惧甚至心脏停搏等。

一些有机磷农药和含磷的化学毒剂能和乙酰胆碱酯酶结合，生成的产物分解速度极慢，导致乙酰胆碱蓄积，引发中毒症状。此时，须用乙酰胆碱酯酶复活剂救治，如碘解磷定、氯解磷定。

碘解磷定（pralidoxime Iodide）

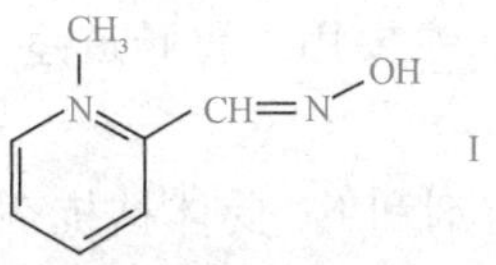

本品化学名为 1-甲基-2-吡啶甲醛肟碘化物，又名解磷毒、派姆。

本品为有机磷农药解毒剂，能与有机磷酸酯结合成无毒的化合物排出体外。本品水溶性差，需静脉注射。用 Cl^- 代替 I^- 制得的氯解磷定易溶于水，可肌内注射给药，毒性较低。

（二）抗胆碱药

抗胆碱药指能与胆碱受体结合，阻断乙酰胆碱与受体的结合而产生抗胆碱作用的一类药物，也称胆碱受体拮抗剂。根据胆碱受体选择性的不同，其可分为 M 受体拮抗剂和 N 受体拮抗剂。

M 受体拮抗剂能可逆阻断 M 受体，具有松弛内脏平滑肌、解除痉挛、抑制腺体分泌、扩大瞳孔、加快心率等作用。典型药物有阿托品、山莨菪碱、苯海索、溴丙胺太林等。

阿托品（atropine）

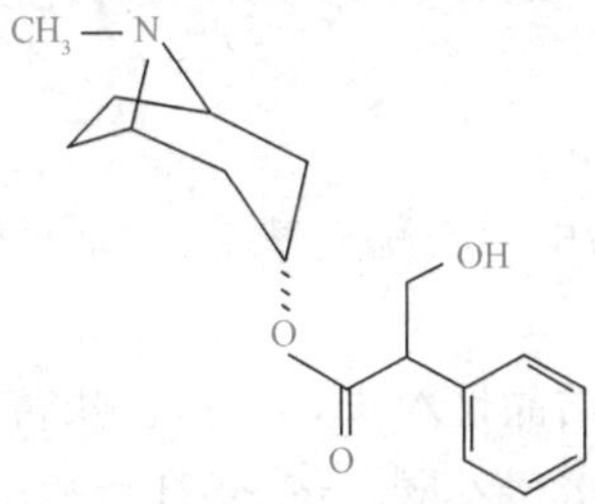

本品化学名为 α-(羟甲基)苯乙酸-8-甲基-8-氮杂双环[3.2.1]-3-辛酯。

本品为无色结晶或白色结晶性粉末，含 1 分子结晶水；无臭；极易溶于水，易溶于乙醇，临床上用于胃肠痉挛引起的绞痛、眼科诊疗、抗心律失常、抗休克，也可用于有机磷中毒的解救和手术前麻醉给药。

本品结构中含有酯键，在碱性溶液中易水解，生成莨菪醇和消旋莨菪酸。因此，在制备注射液时应注意调整溶液的 pH，加入适量氯化钠作为稳定剂，采用中性硬质玻璃安瓿，注意灭菌温度。

阿托品与发烟硝酸共热生成三硝基衍生物，再加入氢氧化钾醇溶液和 1 小粒固体氢氧化钾，显紫堇色，继而变为暗红色，最后颜色消失。此反应称为维他立反应（Vitali 反应），为莨菪酸的专属反应。

溴丙胺太林（propantheline bromide）

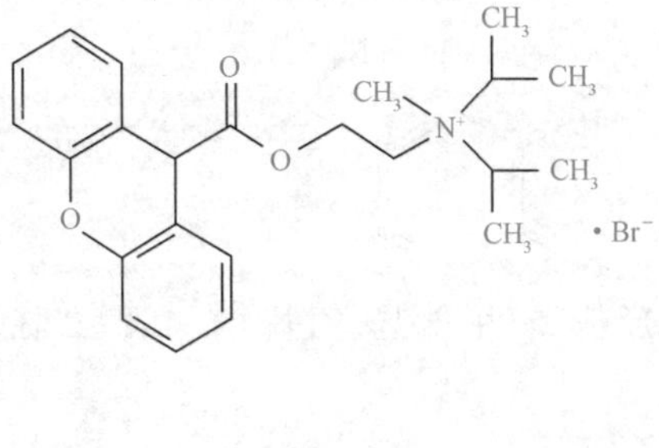

本品化学名为(2-羟乙基)二异丙基甲基溴化铵咕吨-9-羧酸酯。

本品又名普鲁本辛，季铵类抗胆碱药，白色或类白色结晶性粉末，无臭，极易溶于水、乙醇或三氯甲烷，不溶于乙醚，主要用于胃肠道痉挛、胃及十二指肠溃疡、胃炎、胰腺炎等的治疗。

N 受体拮抗剂分为 N_1 受体拮抗剂和 N_2 受体拮抗剂。N_1 受体拮抗剂因作用广泛，不良反应多，现已少用。N_2 受体拮抗剂又称神经肌肉阻滞剂，临床作为肌松药用于辅助麻醉。典型药物有氯化筒箭毒碱、泮库溴铵。氯化筒箭毒碱用于外科、妇科和耳科手术的全麻，气管、内镜插管的辅助麻醉。

泮库溴铵(pancuronium dibromide)

本品化学名为 1，1′-[3α，17β-二乙酰氧基-5α－雄甾烷-2β，16β-二基]双[1-甲基哌啶鎓]二溴化物。

本品为白色或近白色结晶、结晶性粉末，无臭，味苦，有引湿性；易溶于水，能溶于乙醇、氯仿、二氯甲烷，几乎不溶于乙醚，m. p. 213～218 ℃。

泮库溴铵为甾类合成肌松药，作用强，起效时间 4～6 min，持续时间 120～180 min，无神经节阻滞作用，不促进组胺释放，治疗剂量下对心血管系统影响较小，现已为大手术辅助药首选。同类药物有维库溴铵、罗库溴铵、哌库溴铵和雷库溴铵等。

(三)拟肾上腺素药

临床使用的肾上腺素能神经系统药物包括肾上腺素受体激动剂和肾上腺素受体拮抗剂。

肾上腺素受体激动剂又称拟肾上腺素药物，是一类能产生肾上腺素样作用的药物，包括肾上腺素、去甲肾上腺素、多巴胺、麻黄碱、间羟胺、沙丁胺醇、克仑特罗等。肾上腺素又名副肾碱，是由肾上腺髓质分泌的激素，具明显的升高血压作用，可通过人工合成得到。

肾上腺素(adrenaline)

本品化学名为(R)-4-[1-羟基-2-(甲氨基)乙基]苯-1,2-二酚。

本品为白色或类白色结晶性粉末，无臭，味苦；极微溶于水，不溶于乙醇，易溶于无机酸或氢氧化钠溶液，m. p. 206～212 ℃，熔融时同时分解。

肾上腺素具有邻苯二酚结构，遇空气中的氧或其他弱氧化剂生成红色化合物，继而聚合成棕色多聚体。加入焦亚硫酸钠等抗氧剂，可防止氧化。储藏时应避光并避免与空气接触。

肾上腺素红

肾上腺素对 α 受体和 β 受体都有较强的激动作用，主要用于心搏骤停的急救、过敏性休克、支气管哮喘、局部鼻黏膜充血和牙龈出血等。该药在体内易受酶的作用而失去活性，也容易被消化液破坏，临床上以盐的形式注射使用。

盐酸麻黄碱（ephedrine hydrochloride）

本品化学名为(1R，2S)-2-甲氨基－苯丙烷-1-醇盐酸盐，又名麻黄素。

本品为白色针状结晶或结晶性粉末；无臭，味苦；在水中易溶，在乙醇中溶解，在氯仿和乙醚中不溶。水溶液呈左旋性，较稳定，遇光、空气、热不易被破坏，m. p. 217～220 ℃。

与同类药物相比，麻黄碱在结构上有两个特点：①由于苯环上没有酚羟基，不受儿茶酚氧位甲基转移酶(COMT)的影响，作用时间比肾上腺素更长，且可以口服；②α-碳上带有甲基。甲基的存在增大了空间位阻，不易被单胺氧化酶代谢脱胺，稳定性增加，作用时间延长，但中枢毒性也增大。

麻黄碱对 α 和 β 受体均有激动作用，呈现松弛支气管平滑肌，收缩血管，兴奋心脏等作用。临床上用于支气管哮喘、过敏性反应、低血压及鼻黏膜出血肿胀引起的鼻塞等的治疗。剂量过大或长期连续使用会产生震颤、焦虑、失眠、心悸等反应。

麻黄碱容易进入中枢神经系统，具有中枢兴奋作用。本品及异构体和类似物有滥用危险，甚至成为毒品。同类物中的去氧麻黄碱又名甲基安非他明，俗称冰毒；二亚甲基双氧安非他明及类似物合称摇头丸。麻黄碱和伪麻黄碱是制备冰毒和摇头丸等许多毒品的合成中间体。因此，国家把麻黄碱类化合物及其单方制剂列为第一类易制毒化学品，对它们进行严格管理。

沙丁胺醇（salbutamol）

本品化学名为 1-(4-羟基-3-羟甲基苯基)-2-(叔丁氨基)乙醇，又名舒喘灵。

本品为白色结晶性粉末；无臭；溶于乙醇，略溶于水，在二氯甲烷和乙醚中几乎不溶，m. p. 154～158 ℃，熔融时同时分解。

沙丁胺醇结构中含有酚羟基，故能与三氯化铁试液反应产生紫堇色。

本品能选择性兴奋平滑肌 β_2 受体，有较强的支气管扩张作用，口服有效，作用时间长，临床用于支气管哮喘、喘息型支气管炎等。

（四）肾上腺素受体拮抗剂

肾上腺素受体拮抗剂分为两类：α 受体拮抗剂和 β 受体拮抗剂。

α 受体拮抗剂典型药物有酚妥拉明、哌唑嗪、特拉唑嗪等。酚妥拉明有血管舒张作用，用于外周血管痉挛性疾病及室性期前收缩。哌唑嗪是第一个被发现的选择性 α_1 受体拮抗剂，结构属于喹唑啉类，临床用于治疗各种原因引起的高血压和充血性心力衰竭。

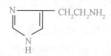

哌唑嗪 (prazosin)

部分患者首次使用哌唑嗪后会发生较为严重的直立性低血压、晕厥和心悸等，尤其在饥饿、直立体位或低盐时更易发生，此称为"首剂现象"，这可能与受体的敏感度有关。为防止首剂现象，可采取的措施有：首次减少剂量；睡前服用；若已用利尿药降压，给药前一天停用利尿药。

β 受体拮抗剂是一类治疗心血管疾病的药物，能减慢心率，减弱心肌收缩力，减少心肌耗氧量，并降低外周血管阻力。其中典型的药物有普萘洛尔、阿替洛尔、美托洛尔、拉贝洛尔等。

（五）组胺 H_1 受体拮抗剂

组胺是广泛存在于人体组织细胞中的一种自身活性物质，通常与肝素－蛋白质形成复合物存在于肥大细胞中。当机体受到刺激引发抗原－抗体反应时，释放出组胺，产生病理生理学效应。组胺受体称为 H 受体，有 4 个亚型。

组胺 (histamine)

组胺 H_1 受体分布于支气管和胃肠道平滑肌，以及其他多种组织和器官中。组胺与 H_1 受体结合可引起肠道、子宫、支气管等器官的平滑肌收缩，严重时引起支气管平滑肌痉挛而致呼吸困难。

H_1 受体拮抗剂能阻断组胺与 H_1 受体的结合，起抗过敏、抗晕动病作用。典型药物有芬苯扎胺、氯苯那敏、阿伐斯汀、氯雷他定、赛庚啶、酮替芬、西替利嗪、依巴斯汀等。

马来酸氯苯那敏又名扑尔敏，属丙胺类 H_1 受体拮抗剂，结构式如下：

马来酸氯苯那敏 (chlorpheniramine maleate)

本品化学名为 2-[对-氯-α-[2-(二甲氨基)乙基]苯基]吡啶马来酸盐。

本品为白色结晶性粉末，无臭，易溶于水、乙醇或三氯甲烷，微溶于乙醚，有升华性，m. p. 131～135 ℃。

本品与枸橼酸醋酐试液在水浴上加热，即显红紫色。在稀硫酸中，马来酸与高锰酸钾反应，红色消失。

氯苯那敏的吡啶结构在 pH3～4 的缓冲液中与溴化氰试剂反应，吡啶环开环，与苯胺生成橙黄色化合物。若用 1-苯基-3-甲基-5-吡唑啉酮代替苯胺，则生成红色缩合物。

以 2-甲基吡啶为原料，经氯化、缩合、Sandmeyer 反应生成 2-对氯苄基吡啶；再与溴代乙醛缩二乙醇反应生成 β-对氯苯基-β-(2-吡啶基)丙醛缩二乙醇。缩醇和 DMF 分别水解，再经 Leuckart 反应，最后成盐。

本品抗组胺作用强，用量少，副作用小，临床主要用于过敏性鼻炎、荨麻疹、血管舒张性鼻炎、花粉症、接触性皮炎及药物和食物引起的过敏性疾病。同时，该药具有中枢抑制和镇静性作用，同类还有酮替芬、苯海拉明等。

酮替芬 (ketotifen)　　　　　　　　　　　苯海拉明 (diphenhydramine)

非镇静性的 H_1 受体拮抗剂有西替利嗪、氯雷他定等。

氯雷他定 (loratadine)

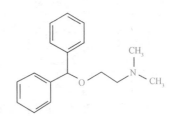

本品化学名为 4-(8-氯-5,6-二氢-11H-苯并[5,6]环庚并[1,2-β]吡啶-11-亚基)-1-哌啶羧酸乙酯。

本品为白色或类白色结晶性粉末，无臭，易溶于甲醇、乙醇或丙酮，几乎不溶于水。

氯雷他定为三环类非镇静性强效选择性抗组胺药，口服吸收好，起效快，在肝脏迅速代谢，产物为地氯雷他定。其代谢产物仍有 H_1 受体拮抗作用。

本品临床用于过敏性鼻炎、慢性荨麻疹及其他过敏性瘙痒性皮肤病的治疗。

盐酸西替利嗪（cetirizine hydrochloride）

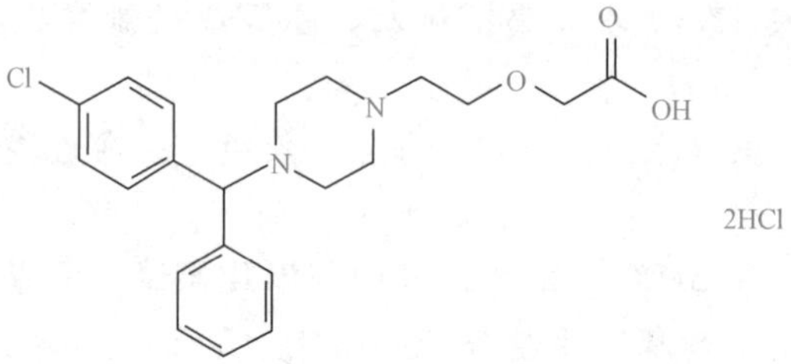

本品化学名为(±)-2-[2-[4-[(4-氯苯基)苯甲基]-1-哌嗪基]乙氧基]乙酸二盐酸盐。

本品为白色或几乎白色粉末，水中溶解，在丙酮和二氯甲烷中几乎不溶，m. p. 225 ℃。应于密闭容器中避光保存。

本品为哌嗪类抗组胺药，选择性作用于 H_1 受体，作用强而持久。因为西替利嗪易离子化，不易透过血脑屏障，所以对中枢抑制作用小，属于非镇静性抗组胺药，是第二代抗组胺药代表药物之一。临床用作抗过敏药。

咪唑斯汀（mizolastine）

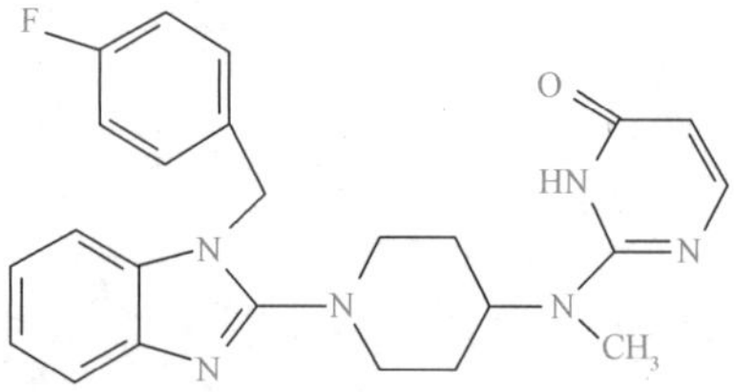

本品化学名为 2-[[1-[1-(4-氟苄基)-1H-苯并咪唑-2-基]哌啶-4-基]甲基氨基]嘧啶-4(1H)-酮。

本品为白色结晶，可溶于甲醇，m. p. 217 ℃。

本品为哌啶类非镇静抗组胺药，对 H_1 受体有高度特异性和选择性，起效快，作用强，持续时间长。同时，本品还能有效抑制其他炎性介质的释放，是具有双重作用的抗组胺药物。

临床用于治疗过敏性鼻炎和慢性荨麻疹，同类药物有依巴斯汀、左卡巴斯汀、贝他斯汀等。

(六)局部麻醉药

局部麻醉药简称局麻药、麻醉药，局部使用能可逆阻滞神经冲动传导，使患者在意识清醒条件下局部感觉(主要是痛觉)丧失的药物。该类药物的毒副作用主要表现于中枢神经系统和心血管系统。

典型药物有苯佐卡因、普鲁卡因、利多卡因、达克罗宁等。

盐酸普鲁卡因又名盐酸奴佛卡因，白色结晶或结晶性粉末，无臭，易溶于水，略溶于乙醇，微溶于三氯甲烷，几乎不溶于乙醚。

普鲁卡因（procaine）

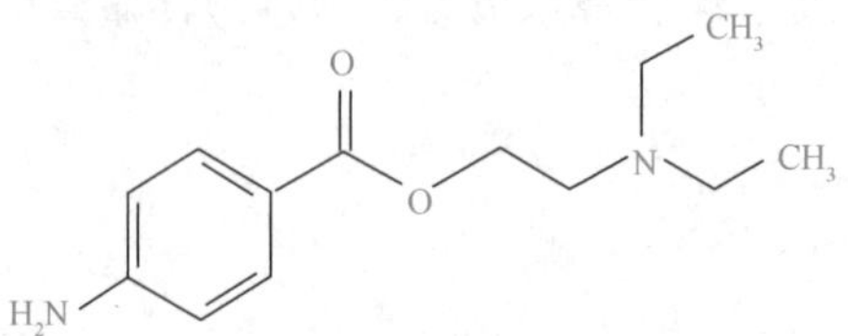

本品化学名为 4-氨基苯甲酸 2-(二乙氨基)乙酯，一般用其盐酸盐，盐酸普鲁卡因又名

盐酸奴佛卡因。

本品为白色结晶或结晶性粉末，无臭，味微苦，随后有麻痹感；易溶于水，略溶于乙醇，微溶于三氯甲烷，几乎不溶于乙醚，m. p. 154～157 ℃。

本品属苯甲酸酯类局部麻醉药，结构中含有芳香第一胺，具有还原性，光照下容易氧化变色，故应遮光、密封保存。pH、温度、紫外线、空气、重金属离子等均可加速其氧化，所以配制盐酸普鲁卡因注射液时应调节 pH3.5～5.5，并严格控制灭菌温度和时间，通入惰性气体，加入抗氧剂及金属离子掩蔽剂。

普鲁卡因局部麻醉作用强、毒性低且无成瘾性。但穿透力弱，不能用于表面麻醉，临床上用于浸润麻醉、阻滞麻醉、腰麻、硬膜外麻醉和局部封闭疗法。

利多卡因 （lidocaine）

本品化学名为 N-二乙氨基乙酰基-2,6-二甲基苯胺。

盐酸利多卡因又名盐酸赛洛卡因，属酰胺类局部麻醉药，白色结晶性粉末，无臭，易溶于水或乙醇，溶于三氯甲烷，不溶于乙醚。

本品对酸、碱、空气中的氧稳定，不易水解，局部麻醉作用为普鲁卡因的 2～9 倍。因其性质稳定，起效快，维持时间较长，具有穿透性、弥散性强、刺激性小，被认为是理想的局部麻醉药，在临床上用于表面麻醉、硬膜外阻滞或神经阻滞，也是治疗室性心律失常和强心苷中毒引起的心律失常的首选药。

对苯甲酸酯类和酰胺类局部麻醉药进行结构修饰可得到氨基酮类、氨基醚类、氨基甲酸酯类和脒类局部麻醉药。

氨基酮类局部麻醉药的代表药物是达克罗宁。该药具有很强的表面麻醉作用，对黏膜穿透力强，见效快，作用持久，毒性较普鲁卡因低，但刺激性较大，只适用作表面麻醉药。同类药物有法立卡因。

达克罗宁 （dyclonine）

法立卡因 （falicaine）

氨基醚类有普莫卡因和奎尼卡因。氨基甲酸酯类有地哌冬和卡比佐卡因。脒类中的非那卡因用于眼科，起效快，持续作用约 1 小时，渗透作用强，不扩张瞳孔。

普莫卡因 （pramocaine）

地哌冬 （diperodon）

情境解析

抑郁症是一种以连续且长期的心情低落为主要临床特征的心理疾病。患者有躯体化症状。药物治疗是中度以上抑郁发作的主要治疗措施。目前临床上一线的抗抑郁药主要包括选择性5-羟色胺再摄取抑制剂(代表药物氟西汀、帕罗西汀、舍曲林、氟伏沙明、西酞普兰和艾司西酞普兰)、5-羟色胺和去甲肾上腺素再摄取抑制剂(代表药物文拉法辛、度洛西汀、米那普仑)、去甲肾上腺素和特异性5-羟色胺能抗抑郁药(代表药物米氮平)等。

抗抑郁药的用药监护包括以下三个事项。

1. 用药宜个体化

(1)抗抑郁药的应用因人而异,须全面考虑患者症状特点、年龄、躯体状况、药物的耐受性、有无并发症,予以个体化合理用药。

(2)使用抗抑郁药时,应从小剂量开始,逐增剂量,尽可能采用最小有效量,使不良反应出现次数降至最低,以提高服药依从性。

(3)治疗期间应密切观察病情变化和不良反应,倘若患者的经济条件允许,最好使用每天服用1次、不良反应轻微、起效较快的新型抗抑郁药。

2. 切忌频繁换药

抗抑郁药起效缓慢,大多数药物起效需要一定的时间,需要足够长的疗程,因此要有足够的耐心,切忌频繁换药。

3. 换用抗抑郁药时须谨慎

换用不同种类的抗抑郁药时,应该停留一定的时间,以利于药物的清除,防止药物相互作用。

知识拓展

氯丙嗪的诞生

第二次世界大战期间,罗纳-普朗克公司合成了一批吩噻吩类化合物,希望能从中找到抗疟疾药物。研究发现,这批化合物的一些品种具有抗组胺作用。公司将其中的一种以"异丙嗪"为药名推向市场。外科医生亨利·拉伯里特在使用该药物时,观察到患者在用药后情绪发生很大变化,显得平静、放松。拉伯里特将临床观察记录写成论文发表。罗纳-普朗克公司看到论文后,立即着手将抗组胺药转向开发用于中枢神经系统药物。

1950年12月,化学家P卡本提领导的小组合成了化合物RP-3277。该化合物是在异丙嗪的基础上将吩噻嗪环与侧链氨基间的碳原子数增至3,在环上再引入氯原子,得名为"氯丙嗪"。在对该化合物进行测试时发现它具有明显的镇静作用。精神病学家让·雷德、皮埃尔·德尼尔克在拉伯里特的建议下,开始氯丙嗪在精神病治疗领域的临床实验。1952年7月,德尼尔克报告了他们的发现:氯丙嗪可以明显减轻精神病患者的幻想和错觉。1952年12月,氯丙嗪在法国上市,法国的精神科医生开始广泛使用氯丙嗪治疗他们的患者。

1954年,氯丙嗪进入美国市场,大量患者使用该药治疗精神疾病。最终,多个州的精神病医院由于缺少患者而关门歇业,世界掀起了精神病人的非住院化运动。氯丙嗪作为治疗精神病的第一种药物,对于推动精神病的化学治疗起了非常重要的作用。

思维导图

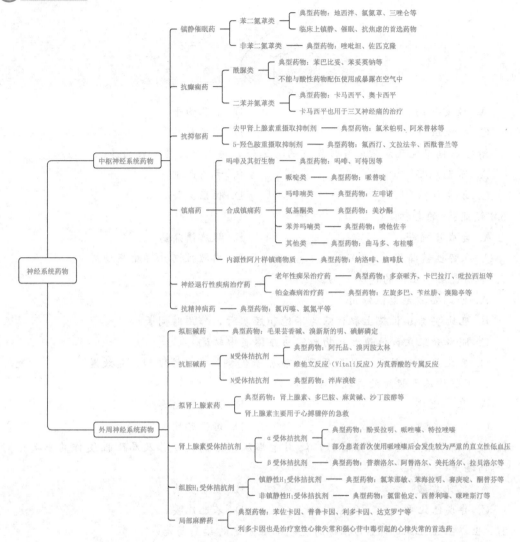

习题

一、单项选择题

1. 镇静催眠药小剂量时产生的作用是（　　）。
   A. 镇静　　　　　　　　　　　　B. 催眠
   C. 麻醉　　　　　　　　　　　　D. 抗惊厥

2. 三唑仑属于哪类中枢神经系统药物？（　　）
   A. 抗癫痫药　　　　　　　　　　B. 镇静催眠药
   C. 抗抑郁药　　　　　　　　　　D. 神经退行性疾病治疗药

3. 以下药物中又名安定的是（　　）。
   A. 唑吡坦　　　B. 氯丙嗪　　　C. 地西泮　　　D. 哌替啶

习题答案

4. 具有以下结构的药物名称是(　　)。

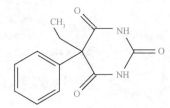

  A. 硫喷妥钠   B. 卡巴西平

  C. 唑吡坦   D. 苯巴比妥

5. 治疗癫痫单纯及复杂部分性发作的首选药，对失神发作无效的是(　　)。

  A. 苯巴比妥   B. 卡马西平

  C. 苯妥英钠   D. 佐匹克隆

6. "镇痛药"的全称是(　　)。

  A. 合成镇痛药   B. 解热镇痛药

  C. 麻醉性镇痛药   D. 内源性阿片样镇痛物质

7. 下列说法中正确的是(　　)。

  A. 巴比妥酸无中枢作用

  B. 巴比妥类 5-位碳上取代基为不饱和烃基时，作用时间长

  C. 脂水分配系数值越大药物越容易在体液中转运

  D. 巴比妥酸 2-位碳上的氧原子以硫原子代替，亲水性增加，起效慢

8. 以下药物属于超短效类抗癫痫药的是(　　)。

  A. 苯巴比妥   B. 异戊巴比妥

  C. 硫喷妥钠   D. 司可巴比妥

9. 最早用于治疗癫痫，目前仍广泛用于临床，癫痫大发作及局限性发作的重要治疗
  药物是(　　)。

  A. 巴比妥酸   B. 硫喷妥钠

  C. 异戊巴比妥   D. 苯巴比妥

10. 世界卫生组织(WHO)推荐的晚期癌症患者的镇痛药是(　　)。

  A. 吗啡   B. 可待因

  C. 芬太尼   D. 美沙酮

11. 临床上主要用于治疗各种原因引起的剧烈干咳和刺激性咳嗽是(　　)。

  A. 哌替啶   B. 曲马多

  C. 可待因   D. 布桂嗪

12. 下列属于非阿片受体类中枢性镇痛药的是(　　)。

  A. 曲马多   B. 布桂嗪

  C. 可待因   D. 吗啡

13. 帕金森病与脑内的(　　)含量下降有关。

  A. 乙酰胆碱   B. 内啡肽

  C. 5-羟色胺   D. 多巴胺

14. 第一个用于治疗精神病的化学药物是（　　）。
  A. 地西泮   B. 氯丙嗪
  C. 左旋多巴   D. 苯巴比妥

15. 临床上，毛果芸香碱主要用于（　　）的治疗。
  A. 术后腹气胀   B. 睡眠障碍
  C. 原发性青光眼   D. 尿潴留

16. 重症肌无力的治疗选用的药物是（　　）。
  A. 溴新斯的明   B. 卡巴胆碱
  C. 肾上腺素   D. 沙丁胺醇

17. 莨菪酸的专属反应是（　　）。
  A. 重氮化—偶合反应   B. 麦芽酚反应
  C. 茚三酮反应   D. Vitali 反应

18. 泮库溴铵的临床应用是（　　）。
  A. 小手术麻醉药   B. 大手术辅助药
  C. 镇静催眠药   D. 解痉挛药

19. 支气管哮喘、喘息型支气管炎可选用（　　）。
  A. 麻黄碱   B. 多巴胺
  C. 沙丁胺醇   D. 肾上腺素

20. 属于非镇静性的 H_1 受体拮抗剂的是（　　）。
  A. 芬苯扎胺   B. 扑尔敏
  C. 氯苯那敏   D. 西替利嗪

二、多项选择题

1. 中枢神经系统药物可分为（　　）等。
  A. 镇静催眠药   B. 抗癫痫药
  C. 镇痛药   D. 抗精神病药

2. 按化学结构，镇静催眠药分为（　　）。
  A. 苯二氮䓬类   B. 非苯二氮䓬类
  C. 二苯并氮䓬类   D. 酰脲类

3. 抗癫痫药分为（　　）。
  A. 酰脲类   B. 苯二氮䓬类
  C. 非苯二氮䓬类   D. 二苯并氮䓬类

4. 下列属于抗抑郁药的有（　　）。
  A. 氟西汀   B. 氯米帕明
  C. 西酞普兰   D. 多塞平

5. 乙酰胆碱和受体包括（　　）。
  A. α 受体   B. β 受体
  C. M 受体   D. N 受体

6. 有机磷农药和含磷的化学毒剂中毒可用(　　)解毒。
   A. 碘解磷定　　　　　　　　　　　B. 硫酸阿托品
   C. 溴新斯的明　　　　　　　　　　D. 山莨菪碱

7. 肾上腺素可用于对(　　)的治疗。
   A. 心搏骤停　　　　　　　　　　　B. 过敏性休克
   C. 支气管哮喘　　　　　　　　　　D. 局部鼻黏膜充血

8. 属于 α 受体拮抗剂的有(　　)。
   A. 哌唑嗪　　　　　　　　　　　　B. 酚妥拉明
   C. 普萘洛尔　　　　　　　　　　　D. 特拉唑嗪

9. 具有中枢抑制和镇静性作用的 H_1 受体拮抗剂有(　　)。
   A. 氯苯那敏　　　　　　　　　　　B. 酮替芬
   C. 苯海拉明　　　　　　　　　　　D. 氯雷他定

10. 具有中枢抑制和镇静性作用的 H_1 受体拮抗剂有(　　)。
    A. 氯苯那敏　　　　　　　　　　　B. 酮替芬
    C. 苯海拉明　　　　　　　　　　　D. 氯雷他定

三、简答题

1. 写出神经系统常见的受体，并简要说明其在人体内的分布。
2. 巴比妥类药物为什么要做成粉针剂，且在临用前配制？
3. 制备阿托品注射液时，应注意哪些问题？
4. 经典 H_1 受体拮抗剂的中枢抑制作用与什么有关？如何通过结构修饰来改变？
5. 为什么利多卡因的作用比普鲁卡因强？试从药物分子结构方面进行解释。

四、实例分析

1. 试说明感冒药氨麻美敏片含有的药物有效成分及其作用。请解释为什么感冒药中不能含有麻黄碱。

2. 李某，32 岁，从事食品分析工作。工作中需操作大型分析仪器。近日，基因尘螨过敏到药店来购买抗过敏药物。作为药学专业技术人员，你会向其推荐哪些抗过敏药物？理由是什么？

第九章 激素类药物

◉ **学习目标**

知识目标：掌握典型激素类药物的化学结构、理化性质和作用机理。

能力目标：能够辨识激素类药物及使用常用典型激素类药物。

素质目标：培养严谨细致、认真负责的工作态度。

◉ **情境导入**

2017 年 12 月，白某足踝处因不明原因疼痛不适，到刘某开办的中医诊所就诊。刘某为其注射曲安奈德、维生素 B_{12} 进行治疗。2018 年 2 月 1 日白某出现满月脸、阴道流血的症状。2018 年 2 月 14—28 日，刘某继续予以曲安奈德注射治疗。白某出现左小腿后侧疼痛及左右胯骨、腹股沟疼痛。经当地二甲医院诊断：①继发性骨质疏松；②右股骨颈病理性骨折。白某认为，诊所刘某存在过错导致其伤残，应当承担赔偿责任。双方协商无果，白某将诊所刘某诉至当地人民法院。医疗司法鉴定意见认为：在诊断尚不明确的情况下，医方反复向患者体内大量注射激素，诊疗过程因不合理用药存在医疗过错。患者白某在医方激素用药后，他院经化验结合其面容表现等诊断为继发性骨质疏松（药物性）等，与其在医方激素药物应用之间存在直接因果关系。法院依据司法鉴定意见，裁决被告应对原告的损失承担 70% 赔偿责任，自裁决生效之日起 10 日内赔偿原告白某各项损失共计 151 306.49 元。

在上述案例中，为什么医方的诊疗存在不合理用药的过错？

激素是一类由内分泌腺上皮细胞分泌，经血液或淋巴到达靶器官起作用的化学信使，在维持生命、调节性功能、控制生育与发育、调节免疫及治疗疾病等方面具有明确而强烈的作用。

激素类药物用于调节由内分泌失调引起的疾病的药物，主要有前列腺素类药物、肽类激素类药物、甾体激素类药物。

一、前列腺素类药物

前列腺素（PGs）是一类一元脂肪酸，含有 20 个碳原子，具有五元脂环带有反式两侧链。

PGE₁ 　　　　　PGF₂ₐ

根据五元脂环上取代基的不同，将 PG 分为 6 种类型，分别用 PGA、PGB、…、PGF 表示。分子中侧链的双键数标在字母 E、F 等的右下角如 PGA_2，再根据五元脂环上 9 位羟基的构象，在命名时于数字后加上 α 或 β。

前列腺素由花生四烯酸（AA）氧化代谢生成。花生四烯酸是人体的一种必需脂肪酸，正常情况下存在于细胞膜不能被代谢。在创伤性事件中，花生四烯酸被释放，通过环氧化酶和脂氧合酶途径代谢。环氧化酶途径中的 PGs 与炎症有关，其中的血栓素 A_2（TXA_2）是促使血小板凝聚形成血栓的原因。

现在已经知道，PGs 对人体多种生理功能有重要作用。PGE 和 PGF 类衍生物可使子宫强烈收缩，可用于终止妊娠和催产；PGE_1、PGE_2 和 PGA 能抑制胃液的分泌，可用于治疗消化性溃疡和肠炎；PGI_2 对血小板功能有作用。

米索前列醇（misoprostol）

本品化学名为（±）(11α，13E)-11，16 二羟基-16-甲基前列烷-9-酮-13-烯-1-酸甲酯。

本品为淡黄色油状物，无臭无味，在二氯甲烷中极易溶解，在甲醇、乙醇或乙酸乙酯中易溶，在水中几乎不溶。

本品可用于治疗十二指肠溃疡、胃溃疡及由非甾体类抗炎药物引起的消化性溃疡；与米非司酮序贯合并使用可用于终止停经 49 天内的早期妊娠。

二、肽类激素类药物

肽类激素由氨基酸残基通过酰胺键（也称肽键）连接而成，主要分泌器官是下丘脑及脑垂体。按分子量大小，肽类激素分为多肽激素和蛋白质激素，两者无明显界限。

多肽类激素在胃肠道中难以吸收，且易受酶作用失活，所以一般不作为口服药物。常用的多肽类激素药物有胰岛素、降钙素、绒促性素、催产素、生长激素等。

人体内的降钙素来自甲状腺滤泡旁细胞（C—细胞），是一种多肽激素，能够抑制破骨细胞的活性，从而抑制骨盐溶解，阻止钙由骨释出，具有防止骨质疏松和降低血钙的作用。多种动物能够合成分泌具同样作用的降钙素，不同种属的降钙素生物活性差异很大，鲑鱼降钙素活性最高，人的降钙素活性最低。

降钙素（calcitonin）

鲑鱼降钙素提取自鲑鱼后鳃体，在 1978 年实现人工合成。它由 14 种 32 个氨基酸残基构成，在第 1 位及第 7 位两个 Cys 通过二硫键形成环，在临床上用于治疗高血钙及骨质疏松症。

三、甾体激素类药物

甾体激素是一类含有环戊烷并多氢菲基本结构的激素。环戊烷并多氢菲又称甾烷，是甾类化合物的母核。它由 A、B、C 三个六元环脂烃和一个 D 环五元脂环构成。

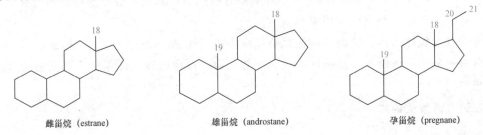

甾烷（sterane）

根据甾烷上取代基的不同，可分别得到雌甾烷、雄甾烷和孕甾烷 3 个基本母核，并由此将甾体激素类药物分为雌甾烷类、雄甾烷类和孕甾烷类。

雌甾烷（estrane）　　　　雄甾烷（androstane）　　　　孕甾烷（pregnane）

(一)甾体激素类药物的命名

甾体化合物在命名时，先选择一个适当母体，然后在母核名称前后分别加上取代基的名称、位置及构型。命名时，遵循以下规定：

(1)处于甾环平面上方的原子或基团称 β-构型，用实线表示；处于平面下方的原子或基团称 α-构型，用虚线表示；构型未定者，用波纹线表示。

(2)用"去甲基"或"降"表示与原化合物相比少一个甲基或环缩小一个碳原子；用"高"表示与原化合物相比增多一个碳原子或环扩大一个碳原子。

(3)双键可用"烯"或"Δ(Delta)"表示，如 4,5 位双键可用 4-烯或"Δ^4"表示，5,10 位双键可用 5(10)-烯或"$\Delta^{5(10)}$"表示。

(4)某些甾体药物可用类似甾核作母体，命名时用氢化表示增加两个原子；去氢表示减少两个氢原子。

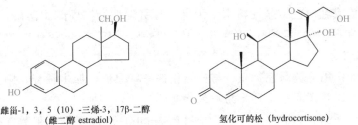

雌甾-1，3，5(10)-三烯-3，17β-二醇　　　　氢化可的松（hydrocortisone）
（雌二醇 estradiol）

(二)理化性质

1. 呈色反应

甾体激素可与多种强酸反应呈现特有颜色，与硫酸的呈色反应应用较广。氢化可的松与硫酸呈棕黄—红色，炔诺酮与硫酸呈红褐色。

2. 官能团呈色反应

C_{17}-α-醇酮基：皮质激素类药物 C_{17} 位上的 α-醇酮基具有还原性，能与氧化剂四氮唑盐反应呈色。

酮基：甾体激素分子结构中含有酮基，能与 2,4-二硝基苯肼、异烟肼等反应呈色，如醋酸可的松醇溶液加新制硫酸苯肼试液，加热显黄色。

甲基酮：甾体激素分子结构中含有甲基酮时，能与亚硝基铁氰化钠等反应呈色。亚硝基铁氰化钠反应是黄体酮的专属鉴别反应。

有机氟：含氟的甾体类激素药物经有机破坏后释放出氟，生成无机氟化物，与茜素氟蓝及硝酸亚铈反应显蓝色。

酚羟基：与三氯化铁反应呈特有的紫堇色。

3. 沉淀反应

含 C_{17}-α-醇酮基的甾体激素：C_{17}-α-醇酮基有较强的还原性，能与斐林试剂反应生成砖红色沉淀，与土伦试剂反应生成黑色沉淀。

含炔基的甾体激素：能与硝酸银试液反应生成沉淀。

含有机氯的甾体激素：经破坏生成无机氯化物，再在硝酸酸性条件下与硝酸银反应生成白色沉淀。

(三)各激素类药物

1. 甾体雌激素药物

雌激素是最早被发现的甾体激素，属雌甾烷类，由雌性动物的卵巢合成分泌，生理作用是促进雌性动物性器官的成熟和第二性征的发育，与孕激素一起完成性周期、妊娠、哺乳等。

天然雌激素有雌二醇、雌酮及雌酮，结构特征是 A 环芳香类甾体化合物。

雌二醇（estradiol）

本品化学名为雌甾-1,3,5(10)-三烯-3，17β-二醇。

本品为白色或乳白色结晶性粉末，无臭，有引湿性，在丙酮中溶解，在乙醇中略溶，在水中不溶，在碱性水溶液中可溶解。比旋度为 $+75°\sim+82°$（1%二氧六环溶液），m.p. 175～180 ℃。

本品与硫酸作用显黄绿色荧光；与三氯化铁呈草绿色，加水稀释，则变为红色；因结构上具有酚羟基，具还原性，见光易被氧化变质。

本品具有极强的生物活性，在 $11^{-10}\sim11^{-8}$ mol/L 浓度下能对靶器官产生作用，主要用于治疗卵巢功能不全引起的疾病，适用于雌激素缺乏所致的潮热、出汗、生殖器萎缩、萎缩性阴道炎、阴道干涩等症状。口服无效，制成霜剂或透皮贴，通过皮肤吸收，也可制成栓剂放置在阴道中，经黏膜吸收。

非甾体雌激素药物主要是二苯乙烯类化合物，典型的有乙烯雌酚。乙烯雌酚是人工合成的非甾体雌激素，主要用于补充体内雌激素不足，如萎缩性阴道炎、女性性腺发育不良、绝经期综合征、老年性外阴干枯症及阴道炎等。

乙烯雌酚（diethylstilbestrol）

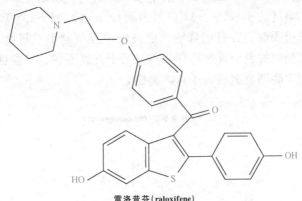

本品化学名为(E)-4,4′-(1,2-二乙基-1,2-亚乙烯基)双苯酚。

本品为白色结晶性粉末，在乙醇、三氯甲烷、乙醚及脂肪油中溶解，在水中几乎不溶；溶于氢氧碱溶液，m.p. 169～172 ℃。口服吸收快，在肝中代谢很慢，因而多制成口服片剂，或溶在植物油中制成油针剂。

抗雌激素药物主要是三苯乙烯类化合物，典型药物包括他莫昔芬、雷洛昔芬等。它们能够在乳腺或子宫阻断雌激素的作用，又能作为雌激素样分子保持骨密度，降低血浆胆固醇水平。

雷洛昔芬（raloxifene）

2. 甾体雄激素药物

雄激素是指主要由性腺（睾丸）合成的一类内分泌激素，包括脱氢表雄酮、雄烯二酮、睾酮等。雄激素能促进男性性器官及副性征的发育、成熟，对抗雌激素作用，抑制子宫内膜生长及卵巢、垂体功能，同时具有蛋白同化作用，刺激骨髓造血功能以及蛋白质代谢。除了男性性腺，肾上腺皮质、女性卵巢也能合成雄激素。

丙酸睾酮（testosterone propionate）

本品化学名为17β-羟基雄甾-4-烯-3-酮丙酸酯。

本品为白色或类白色结晶性粉末，在三氯甲烷中极易溶解，甲醇、乙醇或乙醚中易溶，在乙酸乙酯中溶解，植物油略溶，水中不溶。比旋度为 +84°～+90°(1%乙醇)，m.p. 118～121 ℃。

本品主要用于无睾症、陷睾症、月经过多、功能性子宫出血、再生障碍性贫血、老年骨质疏松等。也可用于绝经前或绝经后5年内的晚期癌症，尤其是伴有骨转移者。

3. 孕激素药物

孕激素是由卵巢黄体细胞分泌的一种类固醇激素，包括孕酮、20α-羟孕酮、17α-羟孕酮，其中孕酮的生物活性最强。目前，孕激素主要用于保护妊娠，可与雄激素配伍，用作口服避孕药，也可用在雌激素替补治疗中。

醋酸甲羟孕酮（medroxyprogesterone acetate）

本品化学名为6α-甲基-17α-羟基孕甾-4-烯-3，20-二酮醋酸酯。

本品为白色或类白色结晶，在三氯甲烷中极易溶解，在丙酮中溶解，在无水乙醇中微溶，在水中不溶，比旋度为+47°～+53°（1%丙酮），m. p. 202～208 ℃。

本品口服在胃肠道吸收，在肝内降解。血液中甲羟孕酮水平超过0.1 mg/mL时，黄体生成素和雌二醇均受到抑制而抑制排卵。本品用于月经不调、功能性子宫出血及子宫内膜异位症等。也可用于晚期乳腺癌、子宫内膜癌。

4. 甾体避孕药物

左炔诺孕酮（levonorgestrel）

本品化学名为D(−)-17α-乙炔基-17β-羟基-18-甲基雌甾-4-烯-3-酮。

本品为白色或类白色结晶性粉末，无臭、无味，在三氯甲烷中溶解，在甲醇中微溶，在水中不溶。比旋度为−30°～−35°（2%三氯甲烷），m. p. 233～239 ℃。

本品的作用机制是抑制排卵和阻止孕卵着床，并提升宫颈黏液稠度，精子穿透阻力增大，从而发挥速效避孕作用，有一定的雄激素及同化激素化作用。

5. 孕激素拮抗剂

抗孕激素作用的靶部位是孕激素受体，主要用于抗早孕，也有些抗孕激素药物用于乳腺癌的治疗。

米非司酮（mifepristone）

本品化学名为11-β-[4-(N,N-二甲氨基)]-1-苯基-17β-羟基-17α-(1-丙炔基)-雌甾-4，9-二烯-3-酮。

本品为淡黄色结晶性粉末，在二氯甲烷或甲醇中易溶，在乙醇或乙酸乙酯中溶解，在水中几乎不溶。比旋度为+124°～+129°(0.5%二氯甲烷)，m. p. 192～196 ℃。

本品口服吸收迅速，生物利用度70%，血浆蛋白结合率98%。本品竞争性抑制孕激素黄体期和妊娠期的激素，妊娠早期使用可诱发流产。

6. 肾上腺皮质激素药物

肾上腺皮质激素按生理作用特点分为盐皮质激素、糖皮质激素。同时其还具有17α-羟基和11-氧(羟基或氧代)的为糖皮质激素，不同时具有上述结构特点的是盐皮质激素。

盐皮质激素如醛固酮，主要调节机体水、盐代谢和维持电解质平衡；糖皮质激素与糖、脂肪、蛋白质代谢和生长发育等密切相关，是一类重要的药物。糖皮质激素临床上用于治疗肾上腺皮质功能紊乱、类风湿性关节炎、支气管哮喘、感染性疾病等，效果明显。但也会产生库欣综合征、诱发精神病症状、骨质疏松等，使用时应谨慎。

氢化可的松（hydrocortisone）

本品化学名为11β,17α,21-三羟基孕甾-4-烯-3,20-二酮。

本品为白色或几乎白色的结晶性粉末，无臭，在乙醇、丙酮或二氧六环中略溶，在三氯甲烷中微溶，在乙醚中几乎不溶，在水中不溶，遇光则变质。比旋度为+162°～+169°(1%乙醇)，m. p. 221～222 ℃。

本品主要影响糖、蛋白质、脂肪的合成与代谢。外用时，能防止或抑制炎症反应的局部发热、肿胀及触痛。本品用于过敏性皮炎、湿疹、脂溢性皮炎、神经性皮炎、瘙痒症等。

◎ 情境解析

曲安奈德，白色或类白色结晶性粉末，无臭，有注射液、鼻喷雾剂、乳膏、口腔软膏等剂型。该药属于中效肾上腺皮质激素类药物，具有抗炎、抗瘙痒和收缩血管等作用，用于神经性皮炎、湿疹、牛皮癣、关节痛、支气管哮喘等病症。用于关节或局部注射时，每次 2.5～20 mg，每周 2～3 次或隔日 1 次，症状好转后每周1～2 次；每 4～5 次为 1 个疗程。长程使用可引起以下副作用：医源性库欣综合征面容和体态、体重增加、下肢浮肿、紫纹、易出血倾向、创口愈合不良、痤疮、月经紊乱、肱或股骨头缺血性坏死、骨质疏松及骨折、消化性溃疡或穿孔等。

◎ 知识拓展

过敏及糖皮质激素

过敏指免疫系统对过敏原(即刺激物)反应过度，损害自身正常组织。当过敏反应累及特定组织或器官会导致疾病发生。该疾病称为过敏性疾病。

过敏原的检测方法如下。

(1)血清检测：抽取静脉血，检测血清总 IgE 和特异性 IgE，用于过敏性皮肤病如荨麻疹的检测。

(2)皮肤点刺实验：将少量高纯度的过敏原液体和对照液体（组胺）分别滴于患者前臂，用点刺针垂直刺入皮肤表层，维持 1 秒后拔出。如对某过敏原过敏，点刺处出现类似蚊虫叮咬的红肿块。

(3)斑贴：将加有过敏原的斑贴胶带贴于患者上背部，禁止剧烈活动，48 小时后除去观察结果。其主要用于检测接触性皮肤患者的过敏原。

(4)皮试：主要用于药物实验，如青霉素。

过敏性疾病治疗目的有以下两点：

(1)迅速缓解急性症状，减轻痛苦，尽量减少组织损伤。

(2)预防发作，防止各种并发症。

糖皮质激素是由肾上腺皮质中束带状分泌的一类甾体激素，可抑制巨噬细胞对抗原的吞噬作用，阻碍淋巴母细胞的增殖，加速致敏淋巴细胞的破坏和解体起到抗过敏作用。

思维导图

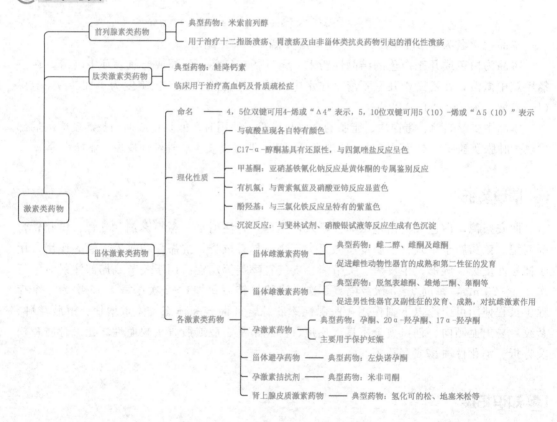

一、单项选择题

1. 合成前列腺素的原料花生四烯酸存在于（　　）。

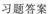
习题答案

 A. 细胞壁   B. 细胞膜

 C. 细胞质   D. 细胞核

2. 在各类降钙素中，活性最高的是（　　）。

 A. 鲑鱼降钙素   B. 鳗鱼降钙素   C. 人降钙素   D. 牛降钙素

3. 甾体激素的基本结构是（　　）。

 A. 丙二酰脲   B. 黄嘌呤

 C. 异喹啉   D. 环戊烷并多氢菲

4. 甾体化合物名称中的"Δ^4"表示（　　）。

 A. 4-位羟基   B. 4-位羧基

 C. 4,5 位双键   D. 共有 4 个双键

5. 亚硝基铁氰化钠反应是（　　）的专属鉴别反应。

 A. 黄体酮   B. 氢化可的松

 C. 雌二醇   D. 乙烯雌酚

6. 天然雌激素的结构特征是（　　）甾体化合物。

 A. E 环芳香类   B. C 环芳香类

 C. B 环芳香类   D. A 环芳香类

7. 下列说法中正确的是（　　）。

 A. 醋酸可的松醇溶液加新制硫酸苯肼试液，加热显紫堇色

 B. C_{17}-α-醇酮基有较强的还原性，能与斐林试剂反应生成砖红色沉淀

 C. 含有机氯的甾体激素与硝酸银反应生成黑色沉淀

 D. 含氟甾体类激素药物与茜素氟蓝及硝酸亚铈反应显黄色

8. 具有下列结构的药物是（　　）。

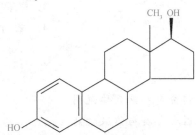

 A. 甲羟孕酮   B. 睾酮   C. 雌二醇   D. 乙烯雌酚

9. 雷洛昔芬的药物作用是（　　）。

 A. 雌激素样   B. 抗雌激素   C. 孕激素样   D. 抗雄激素

10. 外用氢化可的松可用于（　　）的治疗。

 A. 老年骨质疏松   B. 功能性子宫出血

 C. 十二指肠溃疡   D. 湿疹

11. 睾酮在 C_{17} 位增加甲基的目的是（　　）。

    A. 可以口服　　　　　　　　　　　　B. 增强蛋白同化作用

    C. 降低雄激素作用　　　　　　　　　D. 增强雄激素作用

12. 下列药物与三氯化铁试液反应的是（　　）。

    A. 炔诺酮　　　　B. 甲睾酮　　　　C. 乙烯雌酚　　　　D. 苯丙酸诺龙

13. 以下不能口服的是（　　）。

    A. 雌二醇　　　　B. 炔雌醇　　　　C. 炔雌醚　　　　D. 甲睾酮

14. 提升地塞米松的抗炎力，可在（　　）引入氟原子。

    A. C-1 位　　　　B. C-6 位　　　　C. C-9 位　　　　D. C-21 位

二、多项选择题

1. 激素类药物主要有（　　）。

    A. 前列腺素类药物　　　　　　　　　B. 肽类激素类药物

    C. 甾体激素类药物　　　　　　　　　D. 非甾体激素类药物

2. 常用的多肽类激素药物有（　　）。

    A. 胰岛素　　　　　　　　　　　　　B. 降钙素

    C. 绒促性素　　　　　　　　　　　　D. 生长激素

3. 甾体激素类药物分为（　　）。

    A. 盐皮质激素　　　　　　　　　　　B. 雌甾烷类

    C. 雄甾烷类　　　　　　　　　　　　D. 孕甾烷类

4. 甾体避孕药物左炔诺孕酮有一定的（　　）。

    A. 雄激素作用　　　　　　　　　　　B. 雌激素作用

    C. 孕激素作用　　　　　　　　　　　D. 蛋白同化作用

5. 糖皮质激素用于治疗（　　）。

    A. 支气管哮喘　　　　　　　　　　　B. 类风湿性关节炎

    C. 感染性疾病　　　　　　　　　　　D. 肾上腺皮质功能紊乱

6. 下列甾体类药物具有 4-烯-3-酮结构的有（　　）。

    A. 雌二醇　　　　　　　　　　　　　B. 黄体酮

    C. 甲睾酮　　　　　　　　　　　　　D. 苯丙酸诺龙

三、简答题

1. 甾体类激素药如何命名？

2. 甾体类激素药物如何分类？试列举说明。

3. 如何通过化学反应区分各类甾体激素药物？

四、实例分析

2016 年 1 月 1 日，世界田径联合会对意大利竞走运动员亚历克斯·施瓦泽进行样本采集。实验室检测发现，样本中合成睾酮（外源睾酮）超标，施瓦泽因此被指控兴奋剂违规。国际体育仲裁院（CAS）于 2016 年 7 月审理了此案。最终，仲裁小组认定指控成立，对施瓦泽做出禁赛 8 年的处罚。

试分析上述案件，说明为什么体育界不允许运动员使用外源睾酮？

第十章　抗肿瘤药物

学习目标

知识目标：掌握典型抗肿瘤药物的化学结构、理化性质和作用机理。

能力目标：能够辨识抗肿瘤药物。

素质目标：培养追踪学科前沿、开拓进取的职业精神。

情境导入

2022 年 2 月，国家癌症中心发布了最新一期的全国癌症统计数据。本次报告发布的数据收集汇总了全国肿瘤登记处 2016 年登记资料，覆盖人口 3.8 亿。数据显示，2016 年我国癌症新发病例 406.4 万，其中男性 223.4 万，女性 183.0 万；癌症总死亡人数 241.4 万。每年恶性肿瘤所致医疗花费超过 2 200 亿元。与过去的 10 年比，我国在癌症防控方面取得了很大进步，但形势依然严峻。

肿瘤是机体局部组织细胞增生形成的赘生物。根据赘生物的细胞特性及对机体的危害程度，将肿瘤分为良性肿瘤和恶性肿瘤两大类。恶性肿瘤又分为癌和肉瘤，癌来源于上皮组织；肉瘤来源于间叶组织，包括纤维结缔组织、脂肪、肌肉、脉管、骨和软骨组织等。

抗肿瘤药指抗恶性肿瘤的药物，又称抗癌药。按作用机制，可以把抗癌药分为：与 DNA 作用的药物、干扰 DNA 和核酸合成的药物、作用于微管的药物、新型分子靶向抗肿瘤药物。

体细胞在没有正常控制情况下的分裂导致癌细胞的形成。一直以来，干扰细胞分裂过程是癌症治疗的重要方法。与 DNA 作用的抗肿瘤药包括生物烷化剂、DNA 嵌入剂、拓扑异构酶抑制剂。

一、生物烷化剂

生物烷化剂在体内形成活泼中间体或具有活泼亲电基团的化合物，进而与 DNA、RNA 或某些重要酶进行亲电反应，使其丧失活性或使 DNA 分子断裂。

(一)氮芥类

氮芥是一种有机化合物，化学式 $C_5H_{11}Cl_2N$，进入体内后通过分子内成环作用，形成高度活泼的乙烯亚胺离子，在中性或弱碱条件下迅速与蛋白质、核酸的亲核基团结合，进行烷基化作用。在氮芥的基础上发展起氮芥类药物。

所有氮芥类药物的结构均可以分为两部分：烷基化部分和载体部分。

载体部分　　　烷基化部分

烷基化部分是抗肿瘤的功能基，载体部分可用于改善药物在体内的吸收、分布等，提高药物的选择性和活性，降低药物毒性。

盐酸氮芥（chlormethine hydrochloride）

本品化学名为盐酸甲基双(β-氯乙基)胺。

本品为白色结晶性粉末，在水、乙醇中易溶，在 pH7 以上水溶液中不稳定，水解失活，m. p. 108～111 ℃。

盐酸氮芥作为抗肿瘤药物选择性差，只用于治疗淋巴肉瘤和霍奇金病，对肺癌、肝癌、胃癌等实体瘤无效。本品对皮肤、黏膜有腐蚀性，所以不能口服，只能作为注射液用于静脉注射，使用时需防止漏至静脉外。

盐酸氮芥结构中的氮原子碱性较强，游离状态和生理 pH 时可成为强亲电性的烷化剂，极易与细胞成分发生烷化作用，所以对肿瘤细胞杀伤力大。但盐酸氮芥选择性差，其杀伤力同样作用于正常细胞。为了改变盐酸氮芥的不足，人们以其为先导化合物进行结构修饰，以改进它的选择性和抗肿瘤谱。研究发现，肿瘤细胞中磷酰胺酶的活性远高于正常细胞，人们以此为线索，在氮芥的氮原子上连接环状磷酰胺内酯，从而得到了环磷酰胺。

环磷酰胺（cyclophoshpamide）

本品化学名为 P-[N,N-双(β-氯乙基)]-1-氧-3-氮-2-磷杂环己烷-P-氧化物。

本品含有一分子结晶水时为白色结晶或结晶性粉末（失去结晶水即液化）；易溶于乙醇，可溶于水，但其水溶液不稳定，m. p. 41～45 ℃。

环磷酰胺进入体内后，在肝微粒体酶催化下分解释放出磷酰胺氮芥，对肿瘤细胞产生毒害作用。环磷酰胺是一种广谱抗肿瘤药物，临床上用于恶性淋巴瘤、多发性骨髓瘤、白血病、乳腺癌等，也可用于类风湿关节炎、儿童肾病综合征及自身免疫疾病的治疗。

(二)乙撑亚胺类

乙撑亚胺一般指氮丙环，又名乙烯亚胺，一种有机化合物。

乙撑亚胺

在氮芥类药物体内转化过程研究发现，脂肪类氮芥是通过转变为乙撑亚胺活性中间体而发挥烷基化作用。研究人员以此为基础，直接合成含活性乙撑亚胺基团的化合物，并在氮原子上用吸电子基团取代氢原子，以降低其毒性。

塞替派（thiotepa）

本品化学名为 1，1′，1″-硫次膦基三氮丙啶，又名三胺硫磷。

本品为白色结晶性粉末；易溶于乙醇，溶于苯、氯仿；m. p. 54～57 ℃。

塞替派含有体积较大的硫代磷酰基，脂溶性大，对酸不稳定，不能口服，须通过静脉注射给药。临床上，本品用于治疗卵巢癌、乳腺癌、膀胱癌和消化道癌，是治疗膀胱癌的首选药，也是造血干细胞移植前治疗的指定用药。

（三）亚硝基脲类

卡莫司汀（camustine）

本品化学名为 1，3-双(2-氯乙基)-1-亚硝基脲，又名卡氮芥。

本品为无色或微黄色结晶或结晶性粉末；无臭；溶于乙醇、聚乙二醇，不溶于水，m. p. 30～32 ℃。

本品及其代谢产物可通过烷化作用与核酸交链，亦有可能通过改变蛋白而产生抗癌作用。临床上用于脑瘤、脑转移瘤和脑膜白血病的治疗，也可用于恶性淋巴瘤、多发性骨髓瘤、恶性黑色素瘤(与其他药物合用)。

卡莫司汀分子结构中存在两个 β-氯乙基，具有较强的亲脂性，所以对脑瘤的治疗效果好。如果将结构中的一个 β-氯乙基用亲水基团取代，得到的药物对脑瘤的活性降低，但抗瘤谱扩大。在亚硝基脲的结构中引入糖基作为载体，可改变药物的理化性质，提高药物的选择性。

（四）磺酸酯类

白消安（busulfan）

本品化学名为 1，4-丁二醇二甲磺酸酯。

本品为白色结晶性粉末；几乎无臭；溶于丙酮，微溶于乙醇，难溶于水，m. p. 114～118 ℃。

白消安是双功能烷化剂，在体内发生 C—O 键断裂生成烷基化试剂，可以和 DNA 分子中鸟嘌呤核苷酸的 7-N 烷基化产生关联，也可以和氨基酸及蛋白质中的—SH 反应，从分子中除去 S 原子。

本品临床上用于治疗慢性粒细胞白血病，主要不良反应为消化道反应及骨髓抑制。白消安口服吸收良好，吸收后迅速分布到各组织。在体内，甲磺酸酯经代谢后生成甲磺酸的形式自尿中缓慢排出，代谢比较慢，反复用药可引起蓄积。

(五)金属铂配合物

铂是银白色有光泽的金属，化学性质不活泼，在空气和潮湿环境中稳定，容易形成配位化合物。1969 年，人们首次发现顺铂对动物肿瘤有很强的抑制作用。

顺铂（cisplatin）

本品化学名为顺式－二氯二氨合铂。

本品为亮黄色或橙黄色结晶性粉末；无臭；易溶于二甲基亚砜，略溶于二甲基甲酰胺，微溶于水，不溶于乙醇。熔点 270 ℃。

顺铂通过静脉注射进入体内后，扩散通过细胞膜，水解为阳离子水合物，再解离生成羟基配合物。羟基配合物在体内与 DNA 单链内的两个碱基形成封闭的螯合环，破坏多聚核苷酸链上嘌呤基和胞嘧啶之间的氢键，扰乱了 DNA 的正常双螺旋结构而丧失复制能力。反式铂配合物无此作用。

本品用于治疗膀胱癌、前列腺癌、肺癌、头颈部癌和白血病等，是公认治疗睾丸癌和卵巢癌的一线药物。本品与甲氨蝶呤、环磷酰胺等有协同作用，无交叉耐药性，还有免疫抑制作用。

二、抗代谢药物

抗代谢药物是肿瘤化疗常用药物，它通过抑制 DNA 合成中所需的叶酸、嘌呤、嘧啶及嘧啶核苷途径，影响肿瘤细胞的生存和复制的代谢途径，导致肿瘤细胞死亡。抗代谢药物的抗肿瘤谱比烷化剂要窄，临床上多用于治疗白血病、绒毛膜上皮癌，对某些实体瘤也有效。

(一)嘧啶拮抗剂

尿嘧啶掺入肿瘤组织的速度较其他嘧啶快，用卤原子代替氢原子合成卤代尿嘧啶衍生物，其中以氟尿嘧啶抗肿瘤作用最好。

氟尿嘧啶（fluorouracil）

本品化学名为 5-氟-2,4(1H,3H)-嘧啶二酮。

本品为白色或类白色结晶或结晶性粉末；略溶于水，微溶于乙醇，不溶于三氯甲烷，可溶于稀盐酸或氢氧化钠溶液，m. p. 281～284 ℃(分解)。

氟尿嘧啶及其衍生物在体内首先转变成氟尿嘧啶脱氧核苷酸，与胸腺嘧啶合成酶结合，再与辅酶 5，10－次甲基四氢叶酸作用，使胸腺嘧啶合成酶失活，从而抑制 DNA 的合成，导致肿瘤细胞死亡。

本品属于广谱抗肿瘤药物，对绒毛膜上皮癌及恶性葡萄胎有显著疗效，对结肠癌、直肠癌、胃癌和乳腺癌、头颈癌等有效，是治疗实体肿瘤的首选药物。氟尿嘧啶疗效好但毒性也较大，可引起严重的消化道反应和骨髓抑制等不良反应。为降低毒性，提高疗效，人们主要对分子中的 N_1 部位进行结构修饰，成功研制出大量衍生物，有替加氟、双呋啶、卡莫氟、去氧氟尿苷等。

盐酸阿糖胞苷(cytarabine hydrochloride)

本品化学名为 1-β-D－阿拉伯呋喃糖基-4-氨基-2(1H)－嘧啶酮盐酸盐。

本品为白色细小针状结晶或结晶性粉末；极易溶于水，略溶于乙醇，不溶于三氯甲烷，m. p. 190～195 ℃(分解)。

盐酸阿糖胞苷为胞嘧啶衍生物，在体内转化为活性的三磷酸阿糖胞苷，抑制 DNA 多聚酶并少量掺入 DNA 中，阻止 DNA 合成，抑制细胞生长。临床上用于治疗急性粒细胞白血病，与其他抗肿瘤药合用可提高疗效。

(二)嘌呤拮抗剂

巯嘌呤 (mercaptopurine)

本品化学名为 6-嘌呤硫醇－水合物。

本品为黄色结晶性粉末，无臭，味微甜；极微溶于水和乙醇，几乎不溶于乙醚；遇光易变色。

巯嘌呤结构与黄嘌呤相似，在体内经酶促转变为有活性的 6-硫代次黄嘌呤核苷酸，阻止次黄嘌呤核苷酸转变为腺苷酸(AMP)，还可阻止肌苷酸氧化为黄嘌呤核苷酸，从而抑制 DNA 和 RNA 的合成。本品用于治疗各种急性白血病，对绒毛膜上皮癌、恶性葡萄胎也有效。

根据巯嘌呤的抗肿瘤原理，对鸟嘌呤也进行类似的结构改造，得到硫鸟嘌呤。硫鸟嘌呤在体内转化为硫代鸟嘌呤核苷酸，阻止嘌呤核苷酸的相互转换，影响 DNA 和 RNA 的合成。硫鸟嘌呤是细胞周期特异性药物，临床用于各型白血病的治疗，与阿糖胞苷合用可提高疗效。

硫鸟嘌呤 (thioguanine)

(三)叶酸拮抗剂

叶酸是核酸生物合成的代谢物，也是红细胞发育生长的重要因子。当叶酸缺乏时，可导致白细胞数量减少。因此，叶酸拮抗剂可作为急性白血病的治疗药物。在叶酸拮抗剂中，氨基蝶呤和甲氨蝶呤效用良好。

甲氨蝶呤 (methotrexate)

本品化学名为 L-(+)-N-[4-[[(2,4-二氨基-6-蝶啶基)甲基]甲氨基]苯甲酰基]谷氨酸。

本品为橙黄色结晶性粉末；几乎不溶于水、乙醇、三氯甲烷或乙醚；易溶于稀碱溶液，溶于稀盐酸。

甲氨蝶呤与二氢叶酸还原酶几乎不可逆地结合，使二氢叶酸不能转化为四氢叶酸，从而影响辅酶 F 的生成，抑制 DNA 和 RNA 的合成，阻碍肿瘤细胞的生长。此外甲氨蝶呤对胸腺嘧啶合成酶有抑制作用，对所有细胞的核酸代谢都产生致命作用。临床主要用于治疗急性白血病、绒毛膜上皮癌和恶性葡萄胎，对头颈部肿瘤、乳腺癌、宫颈癌、消化道癌和恶性淋巴癌也有一定的疗效。

三、抗肿瘤抗生素

抗肿瘤抗生素是由微生物产生的具有抗肿瘤作用的化学物质。已发现的抗肿瘤抗生素大多直接作用于 DNA，干扰其模板功能，为细胞周期非特异性药物。抗肿瘤抗生素有多肽类抗生素和蒽醌类抗生素。

(一)多肽类抗生素

多肽类抗生素有放线菌素 D 和盐酸博来霉素。

放线菌素 D 是从放线菌 S. parvullus 和 179 号菌株培养液中提取得到的，为鲜红色或红色结晶，或橙红色结晶性粉末；无臭；有引湿性；遇光极不稳定；在乙醇溶液中显左旋性；易溶于丙酮、三氯甲烷或异丙醇，略溶于甲醇，微溶于乙醇，在水中几乎不溶。

盐酸博来霉素为白色粉末，在水或甲醇中易溶，水溶液呈弱碱性，较稳定。本品抑制胸腺嘧啶核苷酸掺入 DNA，从而干扰 DNA 的合成。其在临床上用于对鳞状上皮细胞癌、宫颈癌和脑癌的治疗。

(二)蒽醌类抗生素

蒽醌类抗生素结构中的蒽醌可嵌合到 DNA 中，使碱基对之间的距离变宽而引起 DNA 的裂解。

盐酸米托蒽醌（mitoxantrone hydrochloride）

本品化学名为 1，4-二羟基-5，8-双[[2-[(2-羟乙基)氨基]乙基]氨基]-9，10-蒽醌二盐酸盐。

本品为蓝黑色结晶；无臭；有吸湿性，生成三水合物或四水合物；在水中溶解，在乙醇中微溶，在三氯甲烷中不溶。游离碱 m. p. 162～164 ℃。

本品为细胞周期非特异性药物，能抑制 DNA 和 RNA 合成，用于治疗晚期乳腺癌、非霍奇金淋巴瘤和成人急性非淋巴细胞白血病复发。

四、抗肿瘤植物药物有效成分及其衍生物

从植物中寻找抗肿瘤药物是国内外抗癌药物研究领域中的重要研究方向。抗肿瘤植物药有效成分主要有喜树碱类、长春碱类和紫杉醇类。

(一)喜树碱类

喜树碱和羟喜树碱都是从中国特有的珙桐科植物喜树中分离得到的内酯生物碱。喜树碱有较强的细胞毒性，对消化道瘤、肝癌、膀胱癌和白血病等恶性肿瘤有较好的疗效。但对泌尿系统的毒性比较大。

羟喜树碱比喜树碱低，很少引起血尿和肝肾功能损伤，临床主要用于肠癌、肝癌和白血病的治疗。

(二)长春碱类

长春碱为夹竹桃植物长春花中提取的生物碱，为干扰蛋白质合成的抗癌药物。硫酸长春碱是该类药物的代表，主要用于淋巴瘤、绒毛膜上皮癌及睾丸肿瘤的治疗，对肺癌、乳腺癌、卵巢癌及单核细胞白血病也有效。

微管是真核细胞中普遍存在的一种纤维结构，由微管蛋白和微管结合蛋白组成，对细胞有丝分裂过程中染色体的移动、细胞形成的调控、激素分泌、细胞膜上受体的固定等具有重要作用。长春碱类药物能与微管蛋白结合，既阻止了微管的形成，也诱导微管的解聚，使细胞停止于分裂中期，从而阻止癌细胞的分裂增殖。长春碱及长春新碱也作用于细胞膜，干扰细胞膜对氨基酸的运转，使蛋白质的合成受阻，还可抑制 RNA 综合酶的活性，将细胞杀灭于 G1 期。

(三)紫杉醇类

紫杉醇最先是从红豆杉科植物美国西海岸的短叶红豆杉的树皮中提取得到。紫杉醇通过诱导和促使微管蛋白聚合成微管，同时抑制所形成的微管解聚，导致微管束的排列异常，使细胞不能正常完成有丝分裂，从而抑制细胞分裂和增殖，导致细胞死亡。

紫杉醇作用机制独特，对很多耐药患者有效。但其使用过程中存在两大难题：一是水溶性很差，口服生物利用度低，难以制成合适制剂；二是在红豆杉属植物中含量很低，且

紫杉树生长缓慢，原料来源受到限制。紫杉醇的全合成虽已实现，但合成步骤复杂，成本昂贵，尚无工业应用价值。

五、新型分子靶向抗肿瘤药物

传统的肿瘤化学治疗药物多以 DN 或微管为靶点，或通过抑制肿瘤细胞的代谢途径来发挥作用。治疗药物在发挥抗肿瘤作用时，也对人体正常的细胞造成了损伤，带来明显的不良反应。

21 世纪以来，抗肿瘤药物从传统的肿瘤化学治疗药物向针对肿瘤发生机制和特征的新型分子靶向抗肿瘤药物发展。

甲磺酸伊马替尼（imatinib mesylate）

本品化学名为 4-[(4-甲基-1-哌嗪基)甲基]—N-[4-甲基-3-[4-(3-吡啶基)-2-嘧啶基]氨基]—苯基]苯甲酰胺甲磺酸盐。

本品为白色至微黄色的结晶性粉末；可溶于 $pH \leqslant 5.5$ 的缓冲溶液中，在中性或碱性缓冲溶液中微溶或不溶；在二甲亚砜、甲醇和丙酮等有机溶剂中溶解度逐渐减小，从易溶至不溶。

本品可用于治疗费城染色体阳性的慢性髓性白血病的慢性期、加速期或急变期，成人不能切除和（或）发生转移的恶性胃肠道间质瘤，成人复发的或难治的费城染色体阳性急性淋巴细胞白血病(Ph＋ALL)；可联合化疗治疗儿童新诊断的 Ph＋ALL。

◎ 情境解析

肺癌是我国发病率和死亡率最高的恶性肿瘤。数据显示，我国肺癌发病数和死亡数分别占全球的 37.0％和 39.8％。肺癌防治是我恶性肿瘤防控面临的重大挑战。肺癌的危险因素包括以下六点。

(1)吸烟。

(2)二手烟暴露。

(3)慢性阻塞性肺疾病史。

(4)石棉、氡、铍、铬、镉、镍、硅、煤烟尘暴露。

(5)一级亲属肺癌家族史。

(6)遗传因素。

肺癌患者的生存时间与其临床诊断发现的早晚密切相关。对肺癌高风险人群进行低剂量螺旋 CT 筛查，可以早期发现肺癌，改善预后，降低肺癌的死亡率。从 2005 年起，我国相继开展多项包含肺癌筛查在内的国家重大公共卫生服务专项，逐步建立起肺癌筛查和早诊早治工作网络，切实提高了我国居民肺癌筛查参与率和早诊率，降低了死亡率。

癌症的威胁

2022 年初，世界卫生组织（WHO）下属的国际癌症研究机构（IARC）发布了 2020 年全球癌症负担状况最新估计报告。报告显示，2020 年全球新发癌症病例 1929 万例，癌症死亡病例 996 万例，癌症已成为威胁人类生命的主要病症之一。对于致癌物质，IARC 将它们分为三类四组（1 类、2A 类、2B 类和 3 类）。其中，1 类致癌物是有足够的证据证明对人类具有致癌性的物质。目前，1 类致癌物有 116 种。生活中的一些常见物质都属于 1 类致癌物，如黄曲霉毒素、酒精饮料、铝产品、槟榔果、已烯雌酚、甲醛、幽门螺杆菌（感染）、尼古丁等。

◎ 思维导图

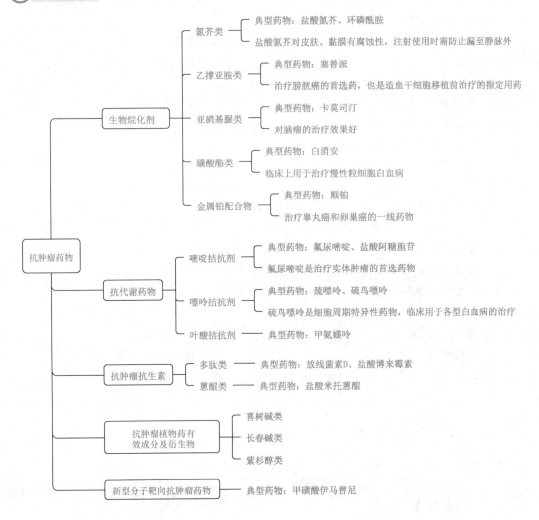

习题

习题答案

1. 癌来源于（　　）。
    A. 上皮组织　　　　　　　　　　　B. 结缔组织
    C. 肌肉组织　　　　　　　　　　　D. 神经组织

2. 卡莫司汀属于哪一类生物烷化剂？（　　）
    A. 金属铂配合物　　　　　　　　　B. 亚硝基脲类
    C. 乙撑亚胺类　　　　　　　　　　D. 磺酸酯类

3. 盐酸氮芥作为抗肿瘤药物的主要缺点是（　　）。
    A. 水溶性不稳定　　　　　　　　　B. 代谢速度慢
    C. 选择性差　　　　　　　　　　　D. 累积性骨髓抑制

4. 造血干细胞移植前治疗的指定药物是（　　）。
    A. 塞替派　　　　　　　　　　　　B. 环磷酰胺
    C. 洛莫司汀　　　　　　　　　　　D. 苯丁酸氮芥

5. 治疗睾丸癌和卵巢癌的一线药物是（　　）。
    A. 氯脲霉素　　　　　　　　　　　B. 去氧氟尿苷
    C. 盐酸氮芥　　　　　　　　　　　D. 顺铂

6. 嘧啶拮抗物中抗肿瘤作用最好的是（　　）。
    A. 去氧氟尿苷　　　　　　　　　　B. 氟尿嘧啶
    C. 有替加氟　　　　　　　　　　　D. 盐酸阿糖胞苷

7. 下列说法正确的是（　　）。
    A. 癌症是由于癌细胞从外界侵入机体而引发
    B. 顺铂以口服的方式给药
    C. 叶酸拮抗剂可作为急性白血病的治疗药物
    D. 已发现的抗肿瘤抗生素大多直接作用于RNA

8. 巯嘌呤主要用于治疗（　　）。
    A. 恶性葡萄胎　　　　　　　　　　B. 绒毛膜上皮癌
    C. 直肠癌　　　　　　　　　　　　D. 急性白血病

9. 具有以下结构的物质属于哪类抗癌药物？（　　）

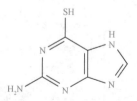

    A. 嘧啶拮抗物　　　　　　　　　　B. 嘌呤拮抗剂
    C. 生物烷化剂　　　　　　　　　　D. 叶酸拮抗物

10. 甲氨蝶呤的作用机理是（　　）。

    A. 抑制 DNA 和 RNA 的合成　　　　　B. 使 DNA 分子断裂

    C. 与 DNA 单链形成螯合环　　　　　D. 改变蛋白质的结构

11. 长春碱从（　　）中提取的生物碱。

    A. 豆科植物　　　　　　　　　　　　B. 红豆杉科植物

    C. 夹竹桃科植物　　　　　　　　　　D. 大戟科植物

二、多项选择题

1. 按作用机制，可以把抗癌药分为（　　）。

    A. 与 DNA 作用的药物　　　　　　　B. 干扰 DNA 和核酸合成的药物

    C. 作用于微管的药物　　　　　　　　D. 分子靶向抗肿瘤药物

2. 下列药物属于生物烷化剂的有（　　）。

    A. 盐酸氮芥　　　　　　　　　　　　B. 环磷酰胺

    C. 甲氨蝶呤　　　　　　　　　　　　D. 白消安

3. 氮芥类药物的结构可以分为（　　）。

    A. 苯基部分　　　　　　　　　　　　B. 烷基化部分

    C. 四原子链部分　　　　　　　　　　D. 载体部分

4. 抗代谢类抗肿瘤药临床上多用于治疗（　　）。

    A. 白血病　　　　　　　　　　　　　B. 绒毛膜上皮癌

    C. 卵巢癌　　　　　　　　　　　　　D. 头颈部癌

5. 与顺铂有协同作用，无交叉耐药性，并有免疫抑制作用的有（　　）。

    A. 甲氨蝶呤　　　　　　　　　　　　B. 环磷酰胺

    C. 氟尿嘧啶　　　　　　　　　　　　D. 氨基蝶呤

6. 抗肿瘤抗生素有（　　）。

    A. 多肽类　　　　　　　　　　　　　B. 蒽醌类

    C. 头孢类　　　　　　　　　　　　　D. 大环内酯类

7. 抗肿瘤植物药有效成分主要有（　　）。

    A. 香豆素类　　　　　　　　　　　　B. 喜树碱类

    C. 紫杉醇类　　　　　　　　　　　　D. 长春碱类

8. 与 DNA 作用的抗肿瘤药包括（　　）。

    Λ. 生物烷化剂　　　　　　　　　　　B. DNA 嵌入剂

    C. 嘌呤拮抗剂　　　　　　　　　　　D. 拓扑异构酶抑制剂

三、简答题

1. 按照作用机制，抗癌药物划分为哪些种类？试列举代表性药物。

2. 写出环磷酰胺的研发思路。

3. 为什么甲氨蝶呤可用于治疗白血病？

第十一章 维生素

学习目标

知识目标：掌握常见维生素的化学结构、理化性质和生理作用。

能力目标：能够使用维生素治疗维生素缺乏症，通过食物补充维生素。

素质目标：培养科学精神，促进自主发展。

情境导入

李某，男，19岁，在校学生。每到冬天，李某都被皮肤干燥、瘙痒、烂嘴角等症状困扰，严重影响了生活和学习。不堪其扰的李某最终去找医生治疗。医生检查后，将其诊断为维生素缺乏症。试针对李某的情况提出用药意见，以及生活起居、饮食调整方案。

人体内的维生素主要来源于食物，是食物中必需的营养素之一。缺乏维生素时，将导致营养不良或生病。

维生素种类繁多，结构多样，不能按化学结构进行分类。通常按溶解特性将其分为脂溶性维生素与水溶性维生素。水溶性维生素主要是 B 族维生素、维生素 C；脂溶性维生素有维生素 A、维生素 D、维生素 E、维生素 K 等。

一、水溶性维生素

B 族维生素包括维生素 B_1、维生素 B_2、维生素 B_6、烟酸及烟酰胺等。

(一)维生素 B_1

维生素 B_1（vitamin B_1）

本品化学名为氯化 3-[(4-氨基-2-甲基-5-嘧啶基)-甲基]-5-(2-羟乙基)-4-甲基噻唑鎓盐酸盐。

本品又称硫胺素，为白色结晶或结晶性粉末；有微弱的特殊香味，味苦；在乙醇中微溶，不溶于乙醚，易溶于水，水溶液显酸性，m. p. 248～250 ℃，熔融时同时分解。

本品由含硫原子的噻唑环与含氨基的嘧啶环通过一个亚甲基连接而成，所以又称为硫胺。本品固体在干燥环境下稳定。水溶液遇酸较稳定，当 pH 升高时稳定性下降；在碱性条件下，噻唑环被破坏失效。故本品不宜与碱性药物配伍使用。

本品水溶液 pH 为 5～6 时，与亚硫酸氢钠发生分解反应。故制剂不能使用亚硫酸钠或碳酸氢钠作为稳定剂。

本品在氢氧化钠溶液中开环，生成硫醇型化合物；加入铁氰化钾试液，氧化成硫色素。将产物溶于正丁醇，醇层显蓝色荧光；加酸荧光消失，再加碱荧光又显现。该反应称为硫色素反应，是维生素 B_1 的特征反应。

维生素B_1 硫色素

维生素 B_1 参与体内辅酶的形成，是机体糖代谢必需的物质。当维生素 B_1 缺乏时，氧化受阻形成丙酮酸、乳酸蓄积，影响机体能量供应，可导致神经系统、心血管系统和消化系统相关症状，出现多发性脚气病、周围神经炎、心功能不全相应症状。

本品主要用于防治维生素 B_1 缺乏所致的脚气病，以及全身感染、多发性神经炎、心肌炎、消化不良等的辅助治疗。对解除链霉素、庆大霉素引起的听觉障碍有帮助。维生素 B_1 存在于谷类食物的表皮和胚芽、动物内脏、瘦肉和干果中。挑食、长期食用精制的白面，人就会易患维生素 B_1 缺乏症。

(二)维生素 B_2

维生素 B_2 (vitamin B_2)

本品化学名为 7，8-二甲基-10-(1-D-核糖基)-异咯嗪，又名核黄素。

本品为橙黄色结晶性粉末；微臭，味微苦。在稀氢氧化钠溶液中溶解，几乎不溶于水、乙醇、三氯甲烷和乙醚，m. p. 280 ℃(分解)。

维生素 B_2 的分子中含有酰亚胺和叔胺结构，故为两性化合物。

本品固体在干燥时性质稳定，在密闭容器中室温下避光放置 5 年，无明显变化，但水溶液遇光极易分解。耐热性好，120 ℃加热 6 小时仅有轻微分解。对一般弱氧化剂比较稳定，但能被强氧化剂如高锰酸钾氧化而破坏。

母核异咯嗪易发生还原反应。本品遇连二亚硫酸钠等强还原剂可生成不具荧光的二氢核黄素。

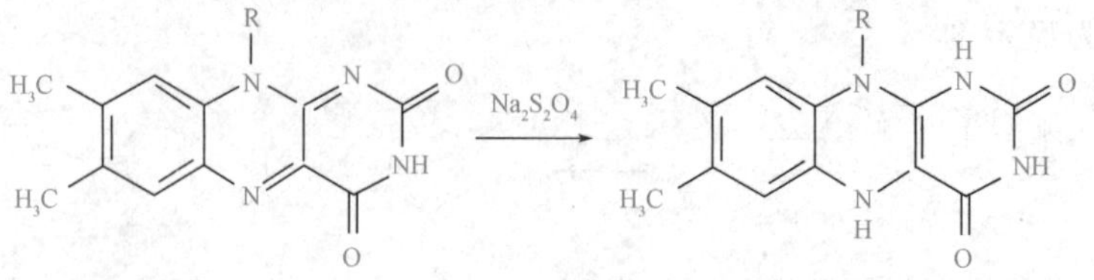

二氢核黄素

本品用于防治口角炎、唇干裂、舌炎、阴囊炎、角膜血管化、结膜炎、脂溢性皮炎等。正常肾功能下几乎不产生毒性，大量服用时尿呈黄色。香蕉、葡萄、苹果等常见的水果，西红柿、木耳、卷心菜等常见的蔬菜，以及肉、蛋类等食物中都富含维生素 B_2。

(三)维生素 B_7(生物素)

维生素 B_7 又称维生素 H、辅酶 R，B 族维生素之一，因广泛存在于动植物组织中，故又得名生物素。人体缺乏生物素会引起皮炎、食欲减退、恶心、呕吐、脱发、贫血、情绪抑郁、体重减轻等症状。

生物素分子中含有 3 个手性碳原子，共有 8 个立体异构体，其中只有全顺式的 D(+)-生物素才具有生理活性。

生物素（biotin）

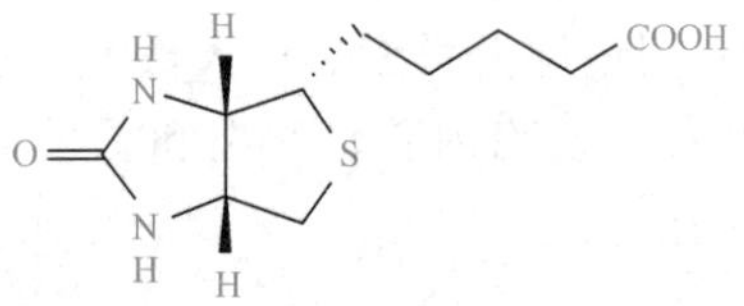

本品为白色晶状粉末或无色晶体，在水中和乙醇中微溶，在丙酮中不溶；溶于稀碱，m. p. 232～233 ℃，旋光度＋91°(0.1mol/L NaOH)。

本品由咪唑环和氢化噻吩环稠合而成，因含有脲结构单元，故存在酮式与烯醇式互变异构，烯醇式是体内的活性形式。

将本品水溶液加热再冷却，滴加溴水，溴水褪色，可用作鉴别。

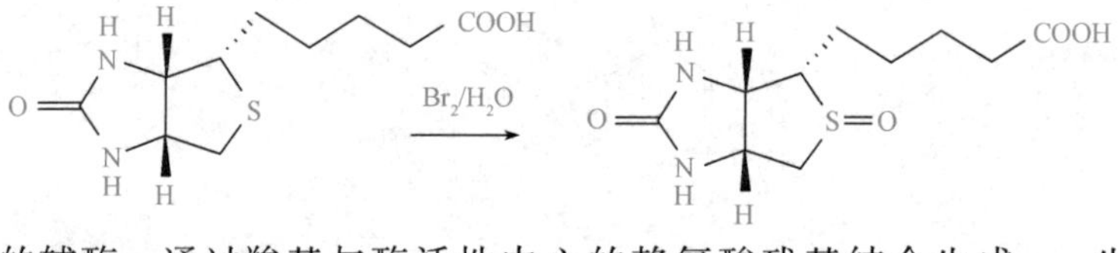

本品是酶的辅酶，通过羧基与酶活性中心的赖氨酸残基结合生成 ε－生物素赖氨酸。羧化时，脲环上的 N 原子可与羧酸基结合，参与体现内传递羧基及固定 CO_2 的反应，对糖、脂肪、蛋白质和核酸代谢有重要意义。

(四)其他 B 族维生素

烟酸又称维生素 B_3，本身和结构改造物烟酰胺均具有促进细胞新陈代谢的作用。临床上主要用于防治粗糙病。烟酸还有扩张血管和降低血脂的作用；烟酰胺又称维生素 PP，无扩张血管和降血脂作用。

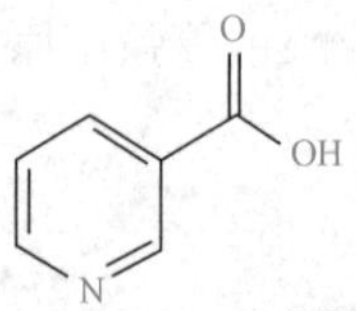

烟酸（nicotinic） 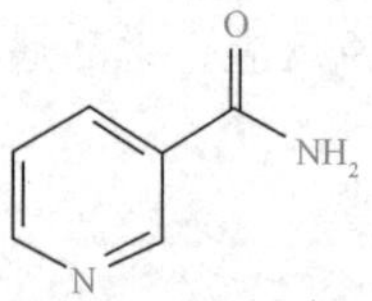　　　　烟酰胺（nicotinamide）

维生素 B_4 又称腺嘌呤，具有刺激白细胞增生作用，用于各种原因引起的白细胞减少症。维生素 B_5 的右旋体有效，又称右旋泛酸钙，对蛋白质、脂肪和糖代谢起重要作用，一般用作营养辅助药。

维生素 B_6 包括吡多辛、吡多醛、吡多胺，吡多辛为代表。其在临床上用于治疗妊娠呕吐、放射性呕吐、异烟肼中毒、脂溢性皮炎及粗糙病等。

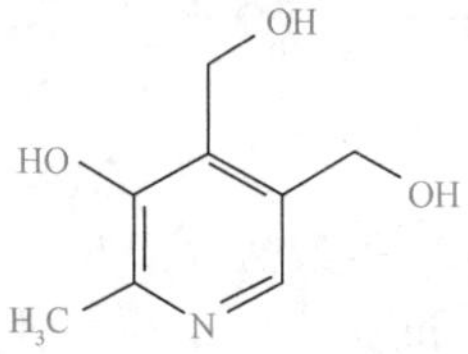

吡多辛（pyridoxine） 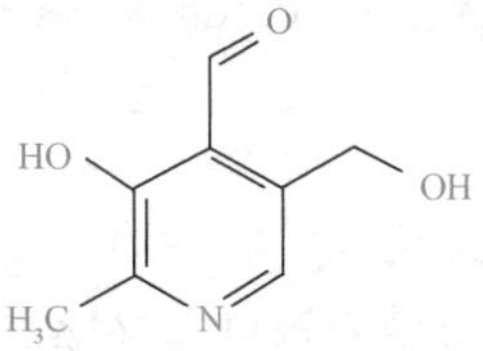　　　　吡多醛（pyridoxal） 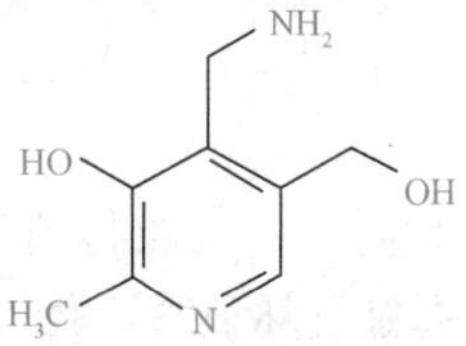　　　　吡多胺（pyridoxamine）

维生素 B_{12} 又名氰钴胺，在脂质和糖代谢中起重要作用，并能促进骨髓造血功能，临床用于治疗恶性贫血、巨幼红细胞性贫血及坐骨神经痛、三叉神经痛、神经炎等。维生素 B_c 又名叶酸或维生素 M，主要参与体内氨基酸及核酸的合成，与维生素 B_{12} 一起促进红细胞的生成。

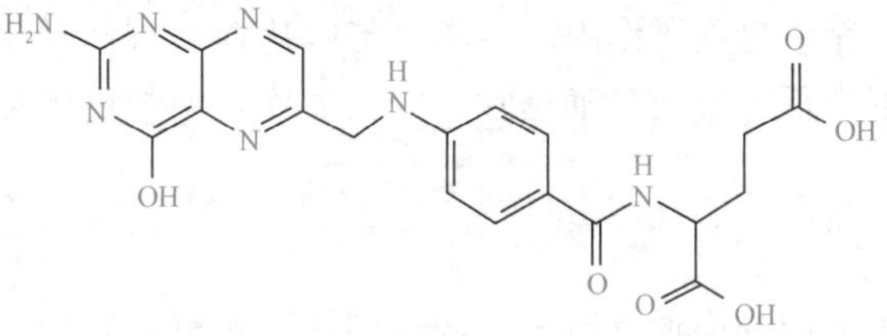

叶酸（folic acid）

（五）维生素 C

维生素 C 又名抗坏血酸，是一类酸性多羟基化合物。维生素 C 是胶原和细胞间质合成必需的原料，摄入不足时将导致人患上维生素 C 缺乏症。

维生素 C（vitamin C）

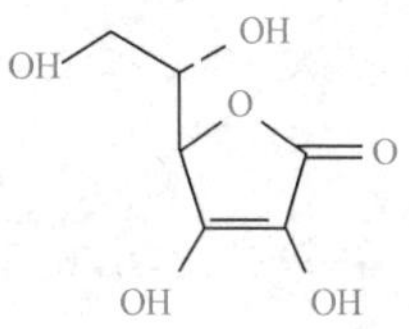

本品化学名为 L-（+）-苏阿糖型 2,3,4,5,6-五羟基-2-己烯酸-4-内酯，又名 L-抗坏血酸（L-ascorbic acid）。

本品为白色结晶或结晶性粉末；无臭，味酸，久置色渐变微黄；在乙醇中略溶，在三氯甲烷或乙醚中不溶，在水中易溶，m. p. 190～192 ℃，熔融同时分解。

本品的结构中含有 2 个手性碳原子，有 4 个光学异构体，其中 L－（+）－抗坏血酸的活性最强。

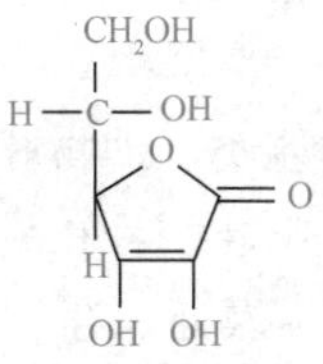

L－（+）－抗坏血酸 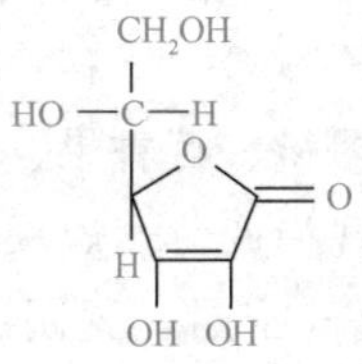　　L－（+）－异抗坏血酸 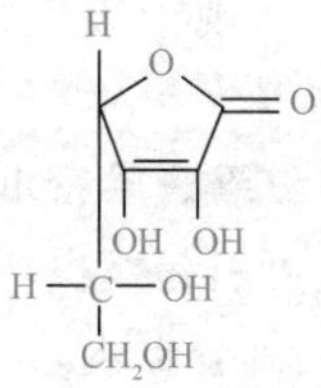　　D－（－）－抗坏血酸 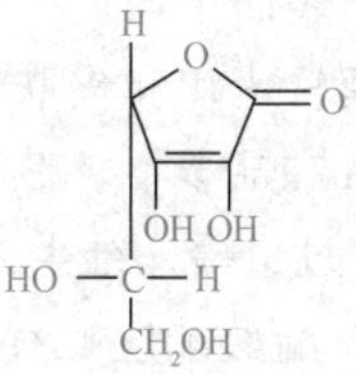　　D－（－）－异抗坏血酸

本品分子中含有连二烯醇结构，极易释放出 H^+ 而呈强还原性。在酸性条件下可被碘氧化，故可用碘量法测定含量。以新沸放冷蒸馏水溶解，在醋酸环境下以淀粉为指示剂，用碘液滴定，终点为蓝色。

氧化维生素 C 也能与硝酸银、氯化铁、碱性酒石酸铜、碘、碘酸盐及 2,6-二氯靛酚反应，生成去氢抗坏血酸。维生素 C 与硝酸银试液反应生成黑色沉淀；与 2,6-二氯靛酚试液反应，溶液由红色变为无色。以上反应均可用于维生素 C 的鉴别。

本品临床用于预防和治疗维生素 C 缺乏症，也用于尿的酸化、高铁血红蛋白症，广泛用作制药和食品工业的抗氧剂。

维生素 C 存在于新鲜水果与绿叶蔬菜中，特别是番茄、橘子、山楂、辣椒等。维生素 C 在生物氧化和还原过程中起重要作用，参与氨基酸代谢、神经递质合成、胶原蛋白和组织细胞间质的合成。可降低毛细血管通透性，降低血脂，增加机体免疫力。

二、脂溶性维生素

脂溶性维生素的化学结构中通常有一个较长的脂肪烃链，它们在食物中与脂类一同被吸收，能在人体脂肪中储存较长时间。脂溶性维生素排泄较慢，故摄取过多可造成蓄积，引起中毒。

(一)维生素 A

维生素A醋酸酯（vitamin A acetate）

本品化学名为(全 E 型)-3,7-二甲基-9-(2,6,6-三甲基-1-环己-1-烯基)-2,4,6,8-壬四烯-1-醇醋酸酯，又名视黄醇醋酸酯。

本品为黄色棱形结晶；易溶于乙醇、三氯甲烷、乙醚、脂肪和油，不溶于水，m. p. 190~192 ℃。

成酯后的维生素 A 稳定性提高，并有利于吸收和利用。维生素 A 醋酸酯易被空气氧化，在光照、加热或金属离子存在时，反应加快。维生素 A 是重要的视觉感觉物质，缺乏时视紫红质合成受阻，可导致夜盲症。还具有诱导控制上皮组织分化和生长作用，缺乏时可致上皮组织表面干燥、变厚，出现干眼症、牙周溢脓等。本品临床上用于治疗夜盲症、干眼症、角膜软化症和皮肤粗糙等。

维生素 A 在胡萝卜、菠菜、红薯、哈密瓜、樱桃、百香果、禽蛋类、动物肝脏及奶制品中含量丰富。过量摄入维生素 A 可引起蓄积，表现为疲劳、烦躁、呕吐、骨和关节痛等。

维生素 A 醋酸酯应贮存于铝制容器内，充氮气密封，置阴凉干燥处保存。也可将其溶于含维生素 E 的油中，加入抗氧剂保存。

（二）维生素 D

维生素 D 是一类抗佝偻病维生素的总称，是固醇的衍生物。已知的维生素 D 有十余种，最重要的是维生素 D_2 和维生素 D_3。

维生素 D_3（vitamin D_3）

本品化学名为 9,10－开环胆甾-5,7,10(19)－三烯-3β-醇，又名胆骨化醇。

本品为无色针状结晶或白色结晶性粉末；无臭，无味，遇光或空气易变质。在植物油中略溶，在乙醇、丙酮、三氯甲烷或乙醚中极易溶解，在水中不溶，m. p. 84～85 ℃。

维生素 D_3 可在人体内由胆固醇合成，是唯一体内可自行合成的维生素。维生素 D_3 在人体内无活性，需要将其活化才具有活性。第一步在肝内活化为骨化二醇，第二步在肾的线粒体中催化形成骨化三醇。骨化三醇能诱导钙结合蛋白的合成，促进 Ca^{2+} 的吸收，对膜内骨形成起关键作用，是真正起作用的活性维生素 D_3。

维生素D_3　　　　　1α，25-二羟基维生素D_3

在临床上，维生素 D 用于防治佝偻病、骨软化症及老年骨质疏松症。但过量摄入会导致中毒，表现为高钙血症和高钙尿症。

肝、奶、蛋黄等食物中含有丰富的维生素 D_3。体内胆固醇在脱氢酶的作用下，转变为 7-脱氢胆固醇，储存在皮肤。在紫外线照射下，7-脱氢胆固醇转变为维生素 D_3。所以，多晒太阳可预防维生素 D 缺乏。

（三）维生素 E

维生素 E 又称生育酚，是一类与生育功能相关的脂溶性维生素的统称。已知的维生素 E 有 8 种，按结构分为生育酚和生育三烯酚两类。

维生素E醋酸酯（vitamin E acetate）

本品化学名为(±)-2,5,7,8-四甲基-2-(4,8,12-三甲基十三烷基)-6-苯并二氢吡喃醇醋酸酯，又名 dl-α-生育酚醋酸酯。

本品为微黄色或黄色透明黏稠液体，几乎无臭；在无水乙醇、丙酮、三氯甲烷、乙醚或石油醚中易溶，在水中不溶。遇光而色渐变深，m.p. 2.5～3.5 ℃。

维生素 E 与动物的生殖功能有关，具有抗不育作用。维生素 E 的抗氧化作用及对生物膜的保护、稳定及调控作用表现为抗衰老作用。临床上，维生素 E 用于习惯性流产、不孕症及更年期心理障碍、间歇性跛行及动脉粥样硬化等的防治，还可用于延缓衰老。

(四)维生素 K

维生素 K 是具有凝血作用维生素的总称，常见的有维生素 K_1、K_2、K_3 等。维生素 K 在肝脏内除参与合成凝血酶原外，还能促进血浆中凝血因子Ⅶ、Ⅸ、Ⅹ 的合成。当维生素 K 缺乏或肝功能障碍时将导致凝血酶原及凝血因子减少而引起各类严重出血症。

维生素 K_3 (vitamin K_3)

本品化学名为 2-甲基-1,4-萘醌，又名亚硫酸氢钠甲萘醌。

本品为白色结晶性粉末；易吸湿，遇光变色；微溶于乙醇，几乎不溶于乙醚、苯，易溶于水。临床上用于凝血酶原过低症、维生素 K 缺乏症和新生儿出血症的防治。

情境解析

维生素 B_2 又称核黄素，具有传递氢或电子的功能，在人体内经磷酸化转化为黄素单核苷酸和黄素腺嘌呤二核苷酸产生生物活性。人体缺乏维生素 B_2 时，组织呼吸减弱、代谢强度降低，主要症状为口角炎、舌炎、结膜炎和视觉模糊。维生素 B_2 广泛存在于动植物中，在米糠、肝、酵母和蛋黄中含量最丰富。

冬天出现皮肤干燥、瘙痒、烂嘴角有可能是缺乏维生素 B_2。可以通过补充维生素 B_2、维生素 C 或复合维生素进行药物治疗。饮食方面，可适当补充维生素 B_2 含量丰富的食物，以及新鲜水果。生活起居方面，应注意保持充足的睡眠，不熬夜，尽量穿着棉质衣服。

知识拓展

维生素 C 的历史

当船队在海上长期航行时，船员往往会患上一种怪病。开始的时候，患者四肢无力、肌肉疼痛，继而牙龈出血、皮下大面积出血，最后器官衰竭而死。人们把这种病称为"坏血病"。1747 年 5 月 20 日，海军军医、英格兰卫生学创始人詹姆斯·林德通过临床对比实验发现，橘子和柠檬能有效预防和治疗坏血病。这次实验也是现代医学的首次临床实验。1874 年，法国医生梅里库特证明，坏血病是一种营养缺乏性疾病。波兰化学家丰克把这种未知的营养物质命名为抗坏血病因子，也称为"维生素 C"。

1907 年，挪威生理学家阿克谢尔·霍尔斯特和西奥多·弗罗里希使用豚鼠建立起了坏血病动物模型，为维生素 C 的发现奠定了基础。1927 年，匈牙利生化学家阿尔伯特·圣捷尔吉在剑桥大学做研究时，从动物肾上腺中提取到了一种具有强抗氧化作用的物质，他把其命名为己糖醛酸。英国化学家诺曼·哈沃斯分析出了这种物质的结构。1932 年 4 月，美国匹兹堡大学的查理·格伦·金教授和他的团队证实，己糖醛酸就是人们一直在寻找的抗坏血病因子——维生素 C。至此，维生素 C 的生产及应用进入了快速发展时期。

1933 年，瑞士化学家塔德乌什·莱克斯坦以葡萄糖为原料，通过微生物发酵和一系列化学反应实现了维生素 C 的工业化生产。这种方法称为莱氏化学法。莱氏法得到广泛使用，但它的收率较低，环境污染大。20 世纪 60 年代中期，我国科研人员尹光琳、陶自鑫、严自正等会同多家制药厂开始研究工业生产维生素 C 的新方法。1974 年 7 月，研究获得成功，新方法称为"二步发酵法"。新法简化了工艺流程，降低了成本，具有世界领先水平。1983 年 1 月，"用二步发酵法生产维生素 C 中间体-2-酮基-L-古龙酸的方法"获得国家科技发明二等奖；1985 年，维生素 C 二步发酵技术国际专利权以 550 万美元转让给瑞士罗氏制药公司，是当时中国对外技术转让金额最大的项目。目前，采用二步发酵技术生产的维生素 C 占全球产量的很大比例，这是中国对世界做出的重大贡献。

思维导图

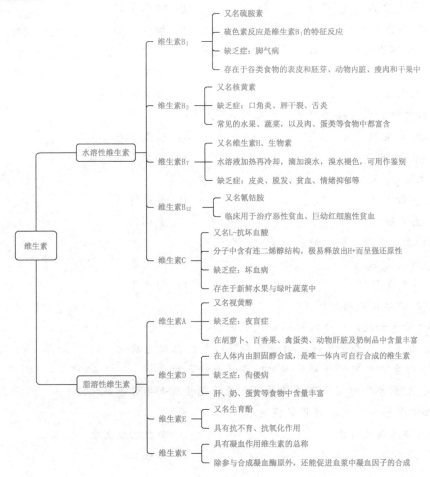

一、单项选择题

习题答案

1. 不属于脂溶性维生素的是(　　)。

 A. 维生素 A   B. 维生素 E

 C. 维生素 C   D. 维生素 D

2. 又名硫胺素的维生素是(　　)。

 A. 维生素 A   B. 维生素 B_1

 C. 维生素 D   D. 维生素 B_{12}

3. 临床上应用的维生素 C 是(　　)。

 A. L-(+)   B. L-(-)

 C. D-(+)   D. D-(-)

4. 作为重要的视觉感觉物质，缺乏时可导致夜盲症是(　　)。

 A. 维生素 A   B. 维生素 B_1

 C. 维生素 C   D. 维生素 K

5. 人体唯一可体内自行合成的维生素是(　　)。

 A. 维生素 A   B. 维生素 B_1

 C. 维生素 K   D. 维生素 D_3

6. 具有抗不育作用和抗氧化作用的维生素是(　　)。

 A. 维生素 A   B. 维生素 B_1

 C. 维生素 E   D. 维生素 D

7. 当缺乏时会引起各类严重出血症的是(　　)。

 A. 维生素 A   B. 维生素 B_1

 C. 维生素 C   D. 维生素 K

8. 维生素 B_2 又名(　　)。

 A. 核黄素   B. 视黄醇

 C. 生育酚   D. 骨化醇

9. 硫色素反应是(　　)的特征反应。

 A. 维生素 A   B. 维生素 C

 C. 维生素 B_1 D. 维生素 K

10. 下列说法正确的是(　　)。

 A. 硫色素反应中会观察到绿色荧光

 B. 挑食、长期食用精制的白面易患维生素 D 缺乏症

 C. 维生素 C 可用于尿的碱化、高铁血红蛋白症

 D. 维生素 D 可用于防治佝偻病、骨软化症及老年骨质疏松症

11. 维生素 E 是(　　)透明黏稠液体。

 A. 白色或乳白色   B. 微黄色或黄色

 C. 浅绿色   D. 无色

12. 食品工业中广泛用作抗氧剂的是（　　）。

    A. 维生素 A   B. 生物素

    C. 维生素 C   D. 维生素 E

13. 维生素 B_1 缺乏会导致的疾病是（　　）。

    A. 脚气病   B. 脂溢性皮炎

    C. 坏血病   D. 佝偻病

14. 以下结构式是（　　）。

    A. 维生素 A   B. 维生素 B_1

    C. 维生素 C   D. 维生素 K

二、多项选择题

1. 水溶性维生素包括（　　）。

    A. 维生素 A   B. B 族维生素

    C. 维生素 D   D. 维生素 C

2. 不宜与碱性药物配伍使用的维生素有（　　）。

    A. 维生素 A   B. 维生素 B_1

    C. 维生素 C   D. 维生素 E

3. 维生素 C 在（　　）中含量丰富。

    A. 辣椒   B. 番茄

    C. 山楂   D. 橘子

4. 过量摄入维生素 A 可引起蓄积，表现为（　　）等。

    A. 疲劳   B. 烦躁

    C. 呕吐   D. 骨和关节痛

5. 临床上，维生素 E 用于（　　）等的防治。

    A. 习惯性流产   B. 更年期心理障碍

    C. 皮肤瘙痒   D. 动脉粥样硬化

三、简答题

1. 写出脂溶性维生素的类别、特点和缺乏症，并说明在哪些品种的水果和蔬菜中含量丰富。

2. 写出维生素 C 的结构式及应用。

四、案例分析

张某，男，25 岁，计算机程序员。他平时不吸烟，经常熬夜，偶尔和朋友吃烧烤、喝啤酒。最近发现掉发较多、嘴角烂，且精神不易集中、烦躁、眼干，自我感觉免疫力下降，容易感冒。经医生诊断，他的上述症状是由多种维生素缺乏导致的。

试针对张某的情况给出处理方案。

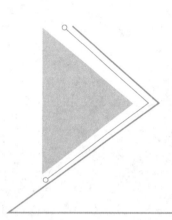

提高篇

第十二章　药物构效关系

学习目标

知识目标：掌握药物构效关系的基础知识。

能力目标：能够进行资料检索、自主学习。

素质目标：培养尊重科学、刻苦钻研的精神。

一、药物构效关系概述

药物的化学结构与活性的关系简称构效关系。研究药物的构效关系是药物化学的中心内容之一。

根据药物在体内的作用方式，把药物分为结构非特异性药物和结构特异性药物。结构非特异性药物的活性主要取决于药物分子的理化性质，与化学结构关系不大，如吸入麻醉药氟烷，其麻醉作用的强弱和分子结构没有太大关系。这类药物数量较少，多数药物属于结构特异性药物，它们的药物活性除与药物分子的理化性质相关外，主要与药物分子与受体的相互作用和相互匹配有关。

(一)药物的理化性质对药效的影响

药物在体内的吸收、转运、分布、代谢、排泄由药物理化性质决定。理化性质包括药物的溶解度、分配系数、解离度、氧化还原势、热力学性质等，其中影响最大的是溶解度、分配系数和解离度。

1. 溶解度和分配系数对药效的影响

水是生物系统的溶剂，药物通过血液和体液转运，这就要求药物有一定的水溶性。通过脂质的生物膜需要有一定的脂溶性。药物的脂水分配系数用 P 表示，P 是药物在有机相和水相中分配达到平衡时浓度 C_o 和 C_w 的比值，即

$$P=C_o/C_w$$

式中　C_o——药物在有机相中的浓度；

　　C_w——药物在水相中的浓度。

P 值越大则脂溶性越高，因数字大，常用 $\log P$ 表示。向药物分子中引入亲脂性的烃基、卤素和芳环等可使 P 值增大，即增加药物的脂溶性。

由于各类药物的药理作用不同，对于亲脂性的要求也不同。中枢神经系统药需要通过血脑屏障，因此适当增加药物亲脂性可增强活性。

2. 酸碱性和解离度对药效的影响

人体大部分由水组成，药物在体液中部分离解，以离子型和分子型同时存在。药物常以分子型通过生物膜，在膜内的水介质中解离成离子而起作用，因此药物的离解度对药效

有很重要的影响。

当药物的解离度增加时，会引起药物离子型浓度上升，未解离的分子型浓度降低，会减少药物在亲脂性组织中的吸收；而解离度过低，离子浓度下降，不利于药物的转运。只有合适的解离度才使药物具有最大的活性，如阿司匹林等酸性药物在胃中几乎不解离，很容易被吸收，而弱碱性药物如可待因，在胃中几乎100％呈离子型，无法吸收，只有进入肠中才能良好的吸收。

化学结构的部分改变，有时会对弱酸或弱碱性药物的解离度产生较大影响，从而影响药效。巴比妥类药物在5位有两个取代基时显出镇静催眠作用，巴比妥酸则没有镇静催眠作用，这是由于巴比妥酸5位的活泼氢可互变异构为稳定的芳环结构，在生理7.4时呈离子型，不能通过血脑屏障进入中枢神经系统。

5位有两个烃基取代时就不能转为芳环结构，在生理条件下部分解离，可进入中枢神经系统而发挥作用。

如苯巴妥在pH7.4时未解离的分子约50％，大约30分钟后显效，而海索比妥分子状态有90％，15分钟显效，且海索比妥的作用比苯巴妥更强。

(二)药物与受体间相互作用对药效的影响

研究表明，多数结构特异性药物与受体形成复合物后才能产生药理作用。很多因素都能影响药物与受体间的相互作用，如药物体的结合方式、药物的各官能团、药物的电荷分布及立体因素等。

1.药物与受体的相互键合作用对药效的影响

药物与受体的结合方式包括共价键、静电力、氢键、疏水作用力、范德华引力、电荷转移复合物等。这些作用分为可逆和不可逆两种。药物与受体以共价键结合时，由于共价键键能很大，往往形成不可逆复合物，因而药物作用强而持久，但毒性大。多数情况下，药物与受体的结合是可逆的。药物与受体可逆的键合方式有离子键、氢键、偶极键、疏水键等。

药物与受体通常以多种键合方式结合。一般来说，作用部位越多，作用力就越强，药物活性就越好。

2.药物的各功能基团对药效的影响

药物的药理作用主要依赖于分子整体，但有时一些特定官能团可使整个分子结构和理化性质发生变化，影响药物与受体的结合，从而影响药效。药物分子中一般有多种功能基团，每种基团都会对药物性质有不同的影响，如头孢菌素类的基本母体上含有5种功能基，各基团分别有不同性质，对药物活性、毒性、药代动力学等产生不同影响。

（1）烃基。引入烃基可以增加脂溶性，增加药物与受体疏水结合的能力，可改变溶解度、解离度，还可增加空间位阻从而增加稳定性。

（2）卤素。卤素是强的吸电子基，引入卤素可影响药物的电荷分布、脂溶性和作用时间，增强与受体的电性结合作用。一般在苯环上引入卤素能增加脂溶性，脂肪族中引入卤素会降低脂溶性。引入氟原子通常使作用增强。

（3）磺酸基。引主磺酸基可以增加药物的亲水性和溶解度，不易通过生物膜，使活性减弱，仅有磺酸基的化合物一般没有生物活性。

（4）羧基。羧基的水溶性及解离度均比磺酸基小，羧基进一步形成盐可增加药物的水溶性，离解度小的羧基可与受体的碱性基团结合，可增加生物活性。

（5）酯基。引入酯基的药物其生物活性比羧酸原药大，酯基的脂溶性增强，容易被吸收和转运，其生物活性也较强。

（6）酰胺基。引入酰胺基的药物在体内水解速度低于酯基，且酰胺基与生物大分子形成氢键能力更强，增强与受体的结合作用，常显示很好的生物活性。如含有酯基的普鲁卡因，经过结构改造后成为含有酰胺键的利多卡因后，局部麻醉作用更强，作用时间更长。

（7）氨基。引入氨基的化合物易与受体蛋白质的羧基结合，其氮原子上的未共用电子对又可形成氢键，能表现出多种特有的生物活性。一般伯胺的活性较高，但毒性最大，仲胺次之，叔胺最低。季铵类化合物水溶性大，不易通过生物膜和血脑屏障，无中枢作用，但一般口服吸收差。

（8）醚类。醚类化合物由于分子中氧原子有一定亲水性，碳原子具有亲脂性，使化合物易于通过生物膜，有利于药物的转运。如将青蒿素改造成蒿甲醚或蒿乙醚，抗疟效果更好。

3. 药物电荷分布对药效的影响

由于原子的电负性不同，由不同原子组成的分子就存在着电子云密度分布不均匀的状态。药物的电性性质与生物活性密切关联。受体大多是蛋白质，其电子云密度分布也不均匀。如果电荷密度分布正好和其特定受体相适应，那么药物的正、负电荷和受体的负、正电荷产生静电引力；同时，当药物与受体接近到一定程度时，相互间的范德华力增加，从而使药物与受体容易形成复合物而增加活性。

4. 立体因素对药效的影响

人体各组织、生物膜上，由蛋白质组成的受体、酶结构中，由于肽链的折叠、弯曲会形成凹凸。这些生物大分子都有一定的三维空间结构，药物分子以各种键合方式和生物大分子结合。

药物的三维结构与受体的匹配性对两者之间的相互作用具有重要影响。药物与受体结合时，在立体结构上也受体的匹配性越大，三维结构越契合，药物与受体的结合所产生的生物作用也越强。

二、磺胺类药物构效关系

◉ **学习目标**

知识目标：掌握磺胺类药物基本结构、影响因素及构效关系。

能力目标：能够拟定磺胺类药改造方案。

素质目标：培养精益求精的工匠精神。

◉ **情境导入**

患者，男，24岁，因咽喉不适就诊。经医生确诊为化脓性扁桃体炎，开出了复方甲噁唑。作为药学专业技术人员，在该患者来咨询时，有哪些服用复方甲噁唑应注意的事项需向患者说明？

磺胺类药物的发现和应用开创了化学治疗的新纪元，在药物化学史上具有里程碑意义。该类药物的研发始于偶氮染料百浪多息。

百浪多息（prontosil）

百浪多息在体外没有抑菌作用，到了人体内才显现药效。研究结果表明，偶氮基团不是药效基团，百浪多息在人体内代谢后的产物才是真正的抑菌化合物。而后证明，该物质是对氨基苯磺酰胺，它在体内外均对链球菌起作用。

磺胺类药物结构通式

磺胺类药物的母体是对氨基苯磺酰胺，简称"磺胺"。人们通过大量对磺胺类药物的研究，总结出其活性与结构的关系。

(1)苯环上的氨基与磺酰胺基必须处于对位，邻位、间位均无活性。

(2)芳氨基(即N4位)的氮原子上没有取代基，如存在取代基，则在人体内经酶分解或还原为游离氨基后才有活性。

(3)磺酰胺基的氮原子上的取代为单取代，取代基为吸电子基时药物的抗菌活性增强；N,N-双取代产物无抗菌活性。

(4)苯环被其他芳环或芳杂环取代，或在苯环上引入其他基团，抑菌活性降低或消失。

(5)磺胺类药物抑菌作用的强度与其酸性解离常数(pK_a)密切相关，当pK_a在6.5～7.0时的抑菌作用最强。

◉ **情境解析**

复方甲噁唑属于磺胺类药物。该类药物通过抑制细菌二氢叶酸合成酶的活性，影响菌体 DNA 和蛋白质的合成起效。为了迅速达到有效血药浓度，首次服用时应把剂量加倍。

  磺胺类药物同时具有酸性和碱性，易被氧化，因此不宜与 VC 同时服用。磺胺甲噁唑在体内乙酰化率高，生成物溶解度小，易在肾小管中析出结晶，造成尿路损伤，所以服用该药时应与 NaHCO$_3$ 同服以碱化尿液，提高乙酰化物在尿中的溶解。且在服药期间，注意多饮水。

三、喹诺酮类药物构效关系

◎ 学习目标

  知识目标：掌握喹诺酮类药物基本结构、影响因素及构效关系。
  能力目标：能够拟定喹诺酮类药改造方案。
  素质目标：激发科技报国的使命担当。

◎ 情境导入

  患者，女，30 岁，因胃肠不适就诊。医生诊断其为胃肠道感染，开出了司帕沙星。作为药学专业技术人员，在向该患者提供服务时，试向其说明服用司帕沙星时应注意的事项。

  喹诺酮类药属于化学抗菌药，含有 4-吡啶酮-3-羧酸的基本结构。

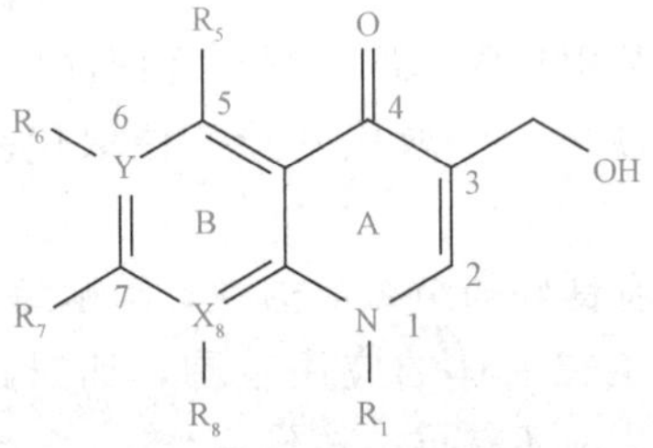

  喹诺酮类药物的开发源于抗疟药氯喹。通过对氯喹的结构改造，得到了第一代喹诺酮类药物萘啶酸和吡咯酸。它们对部分革兰阴性菌有较强作用，对革兰阳性菌和铜绿假单胞菌几乎没有活性，且口服吸收差，半衰期短、蛋白结合率高，易产生耐药性。

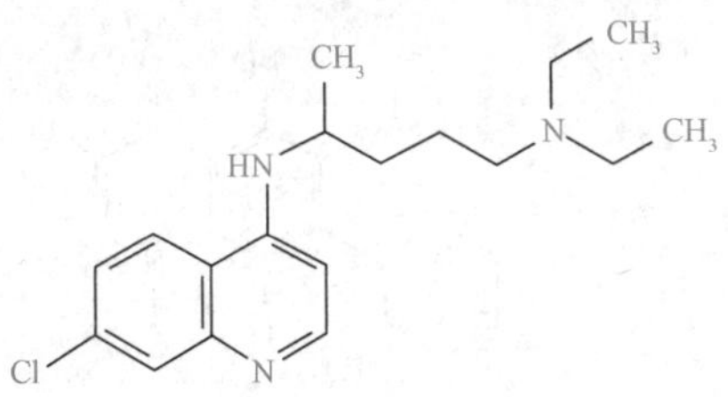

氯喹（chloroquine） 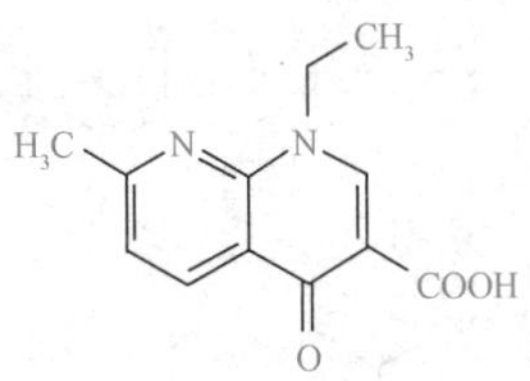   萘啶酸（nalidixic acid）

  在基本结构的 7 位引入哌嗪基得到第二代喹诺酮类药物，如吡哌酸、西诺沙星。吡哌酸对铜绿假单胞菌有活性，体内代谢稳定，有良好的组织渗透性。第二代喹诺酮类药物的特点是，分子的碱性和水溶性增加，药物对 DNA 螺旋酶的亲和力增加，抗菌谱从革兰阴性菌扩大到革兰阳性菌。

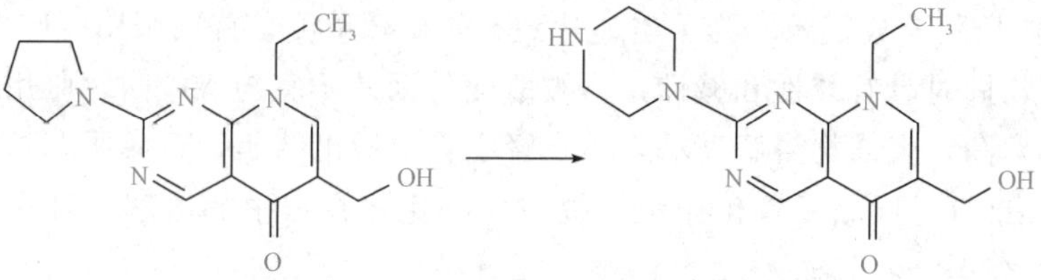

吡咯酸 → 吡哌酸

在吡哌酸的基础上，于母核的 6 位引入氟原子得到诺氟沙星。诺氟沙星是第三代喹诺酮类药物的首个药物。第三代喹诺酮类药物又称氟喹诺酮类药物，结构特征是母核 6 位引入氟，7 位有碱性哌嗪基。该类药物不仅有较高的抗革兰阴性菌活性，也显示出抗革兰阳性菌活性。代表药物有诺氟沙星、环丙沙星、左氧氟沙星、替马沙星等。

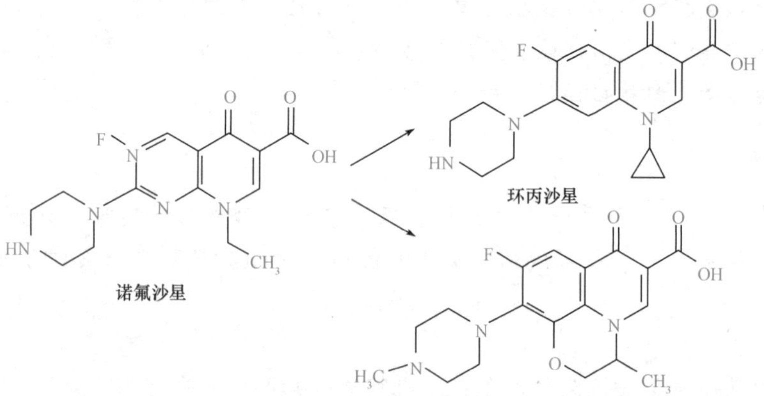

诺氟沙星 → 环丙沙星 / 氧氟沙星

将诺氟沙星 1 位氮上的乙基用环丙基取代得到环丙沙星，它改善了对革兰阳性菌和革兰阴性菌的抗菌活性。将诺氟沙星 1 位取代基与 8 位取代基环合得到优秀的喹诺酮类药物，如左氧氟沙星。

含氟喹诺酮类药物在体内有良好的组织渗透性，除脑组织和脑脊液外，在各组织和体液中均有良好分布，因而扩大了在人体的应用范围，如尿路感染、呼吸道感染、皮肤感染、胃肠道感染等。某些该类药物还有抗结核作用。

喹诺酮类药物的开发已至第四代，代表药物有加替沙星、莫西沙星、巴洛沙星、帕珠沙星等，它们的抗菌谱进一步扩大，抗菌作用更强且药动学特点更趋良好，临床应用更广泛。

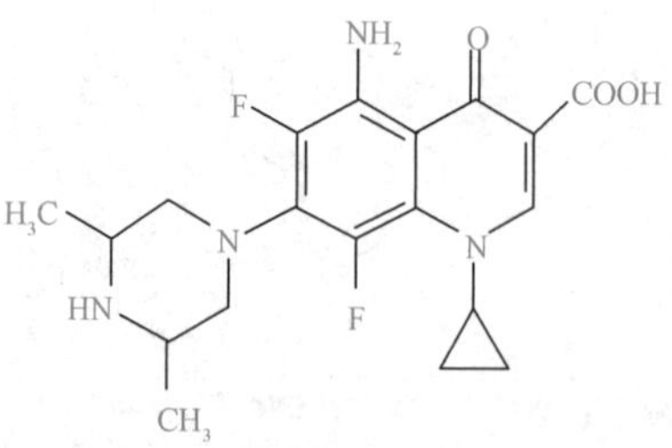

司帕沙星（sparfloxacin） 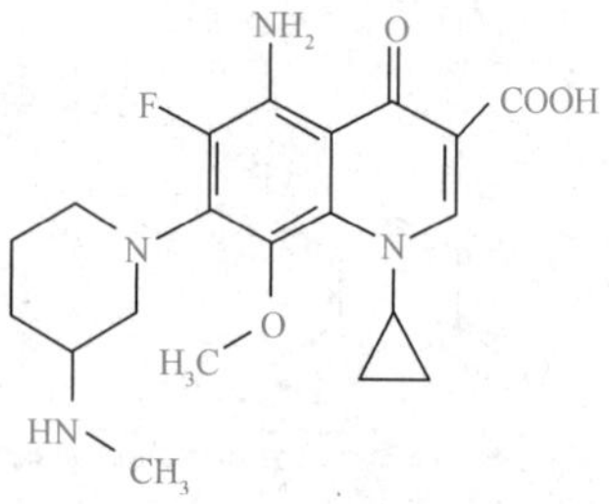　　巴洛沙星（balofloxacin）

对喹诺酮类药物结构与生物活性的关系进行研究，总结出以下构效关系。

(1)基本结构中的 A 环是抗菌作用必需的药效结构。其中的 3 位 COOH 和 4 位 C＝O 能与 DNA 螺旋酶和拓扑异构酶Ⅳ结合，是发挥药效必不可少的部分。如果被其他基团取代，则抗菌活性减弱或消失。B环可以是苯环(X＝CH，Y＝CH)、吡啶环(X＝N，Y＝CH)、嘧啶环(X＝N，Y＝N)等，对抗菌活性没有根本影响。

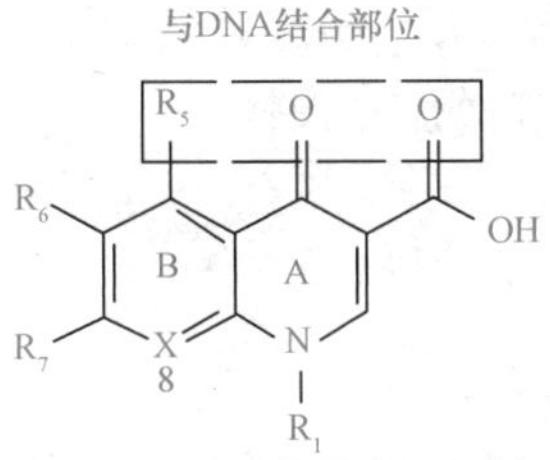

与DNA结合部位

(2)基本结构1位的取代基对抗菌活性的影响较大，可以是脂肪烃基、脂环烃基和芳烃基。若为脂肪烃基，以乙基或与乙基体积相近的取代基为好。若为脂环烃基，以环丙基最好。若为芳烃基，可以是苯基或其他芳香基。

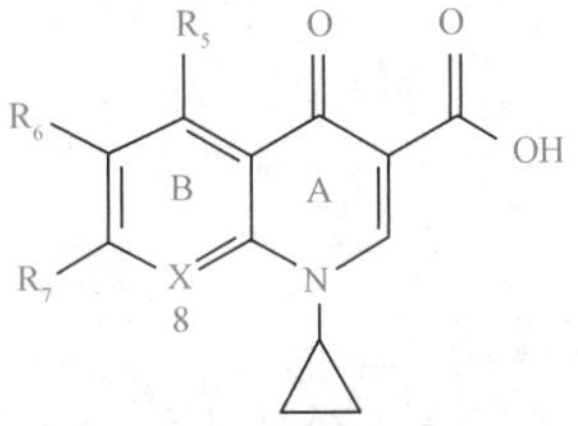

1位接环丙基

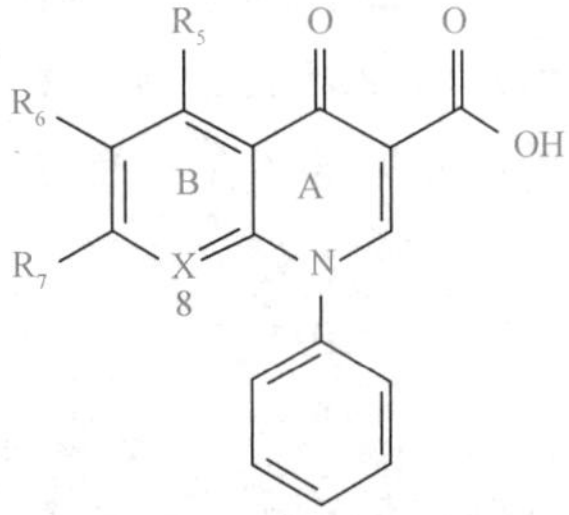

1位接苯基

(3)B环上的5位可以引入氨基，虽对活性影响不大，但可提高吸收能力或组织分布选择性。其他基团取代则活性下降。

(4)结构中的6、7、8位取代基变化范围较大。6、8位分别或同时引入氟原子，抗菌活性增大，7位引入五元或六元杂环，抗菌活性均明显增强，以哌嗪基为最好，哌嗪基的4位被甲基取代可提高抗革兰阳性菌活性。

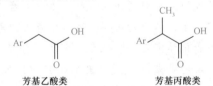

芳基乙酸类　　　　　　　　芳基丙酸类

(5)在1，8位间成环状化合物时，产生光学异构体，以S异构体作用最强，氧氟沙星S-异构体左氧氟沙星的抗菌活性为其消旋体的2倍。

吲哚美辛（indomethacin）

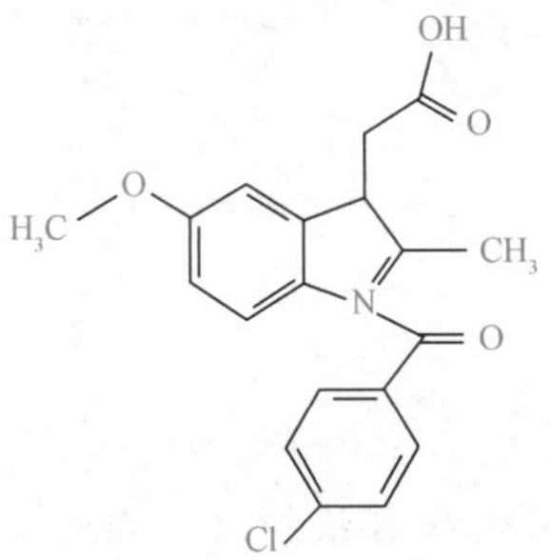

(6)在8位引入F、Cl、OCH_3，可降低最小抑菌浓度，OCH_3取代抗厌氧菌活性增加，F取代时光毒性也增加。最可能引起光毒性的是6，8位二氟取代。

喹诺酮类药物具有软骨毒性和光毒性。结构与毒性及药物代谢关系如下。

（1）喹诺酮类药物结构中的 3，4 位分别为羧基和酮羰基，极易和金属离子如钙、镁、锌等形成螯合物，使体内金属离子流失，引起缺钙、贫血、缺锌等。

（2）结构中的 8 位引入氟原子可增加光毒性。

◎ 情境解析

喹诺酮类药物以"××沙星"命名，是一类合成广谱抗菌药。至今，喹诺酮类药物已研发至第四代。第四代喹诺酮类代表药物有加替沙星、莫西沙星、巴洛沙星、帕珠沙星等。

由于药物分子结构的原因，喹诺酮类药物水溶性低，易于与金属离子牢固结合形成螯合物。同时，含氟的该类药物易产生光毒性。因此，在服用喹诺酮类药物期间，应注意以下三点：①多喝水，保持 24 h 排尿量在 1 200 mL 以上；②不与含钙、铁、镁等离子的食物和药品同时服用，以免降低药效；妊娠期、哺乳期妇女、18 岁以下未成年人禁用，以免影响发育；③尽量避免暴露在阳光之下。

◎ 知识拓展

中国科学院院士谢毓元

"螯"指螃蟹的钳子，螯合是形容像螃蟹的钳子牢牢夹住那样地结合。螯合物属于配位化合物，在化学结构上由中心位与一个或多个配位体结合成为环状。螯合物和螯合反应在水污染化学、分析化学、生化等方面有广泛的应用。

在螯合物及螯合反应领域，我国化学家谢毓元做出了重要贡献。

谢毓元，中共党员，中国科学院院士，1949 年毕业于清华大学化学系，1951 年转入中科院药物研究所从事药物研发工作。

谢毓元在多个科研领域开展研究并取得重大成绩：在医用螯合剂领域，他的成就独树一帜，在国内外都处于领先地位；在天然产物化合领域，他是国内率先可以系统完成发现活性物质—阐明结构—进行全合成的化学家之一。他参与解决了普鲁卡因合成工艺问题，获中国科学院推广奖；他实现了帕金森治疗药物左旋多巴的国产化；他首创的放射性核素 239 钚、234 钍、95 锆促排药物"喹胺酸"获国防技术重大成果奖三等奖；他主持的"莲心碱与甘草查尔酮的研究"获国家自然科学奖二等奖；他首创的放射性核素 90 锶促排药物"酰膦钙钠"，获原中央人民政府卫生部甲级成果奖。2021 年 3 月 27 日，谢毓元因病去世，享年 97 岁。

谢毓元院士以科技报国为己任，多次根据国家需要转换研究方向并取得重要成果，是莘莘学子的学习榜样。

四、β-内酰胺类药物构效关系

◎ 学习目标

知识目标：掌握 β-内酰胺类药物基本结构、影响因素及构效关系。

能力目标：能够拟定青霉素类药改造方案。

素质目标：培养严谨细致、实事求是的职业素养。

患儿，男，5 岁，因咽部不适、咳嗽被父母带去看门诊。经检查确诊为细菌性急性咽炎。医生开出青霉素钠，以静脉滴注的方式给药。看着正在输液的小孩，家长在想：能不能以口服的方式给药？

细胞壁是包裹在微生物外表面的网状结构，保护其免受内部高渗透压而破裂。细菌细胞壁的主要成分有 N-乙酰胞壁酸、N-乙酰葡糖胺和多肽聚合物。

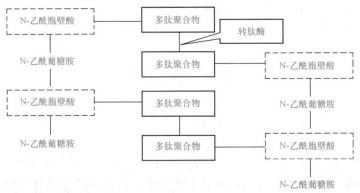

在转肽酶的催化下多肽聚合物交联使细胞壁形成网状。β-内酰胺类抗生素的结构与多肽聚合物的末端类似，具有相似的构象，因而能取代多肽聚合物与酶活性中心结合，从而阻碍细胞壁的形成，导致细菌死亡。

青霉素类抗生素的母核结构是 6-氨基青霉素烷酸(6-APA)，对其进行结构改造可获得多种半合成青霉素。

（一）β-内酰胺环的影响

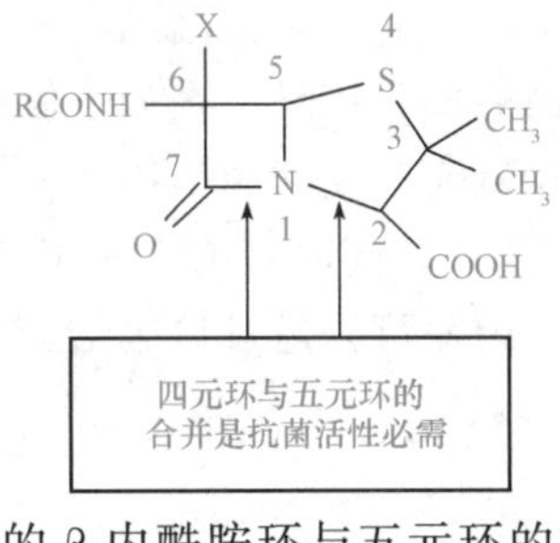

在青霉素母核结构中，四元的 β-内酰胺环与五元环的并合是使得药物分子形成特定空间构象的关键，是青霉素类抗生素具有抗菌活性的必需结构。细菌合成的 β-内酰胺酶能破坏此四元环，使药物失效。这是细菌产生耐药性的原因。

（二）五元环上羧基的影响

研究表明，青霉素母核结构五元环上的两个甲基与药物分子抗菌活性无关，羧基则是活性必需的基团。酯化后成为前体药物，可改善口服吸收效果，如匹氨西林。

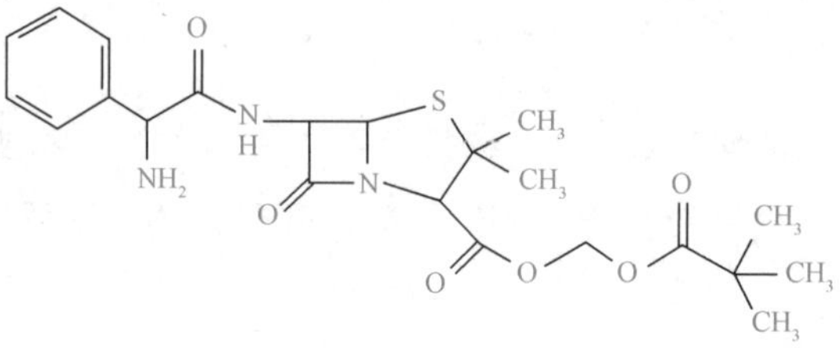

匹氨西林 (pivampicillin)

匹氨西林是氨苄西林的羧基经酯化后得到的。与氨苄西林相比，它口服吸收完全，血药浓度高，耐酸。抗菌谱与氨苄西林相似。

（三）6 位侧链的影响

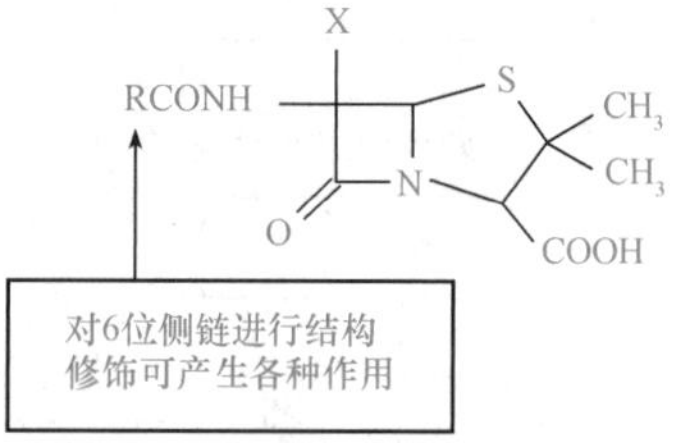

对6位侧链进行结构修饰可产生各种作用

（1）在 6 位侧链处引入空间位阻较大的基团可阻止药物分子与青霉素酶活性中心的结合；同时，空间阻碍限制了 R 与羧基间的单键旋转，从而降低分子与活性中心的适应性，使药物的耐酶作用得到增强。

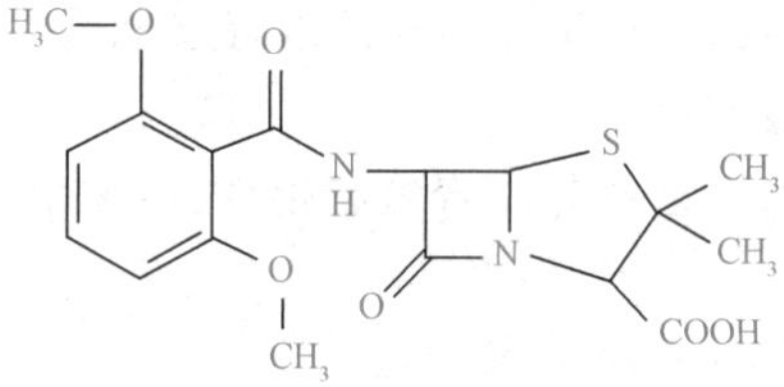

甲氧西林 (methicillin)

甲氧西林是第一个用于临床的耐酶青霉素。在分子侧链苯环邻位有两个甲氧基，能够阻止药物分子与青霉素酶的结合，从而产生耐酶作用。

（2）以异噁唑取代甲氧西林的苯环，同时在 C-3 和 C-5 位用苯基和甲基取代得到苯唑西林。苯唑西林不仅耐酶还耐酸，因而可以通过口服给药。

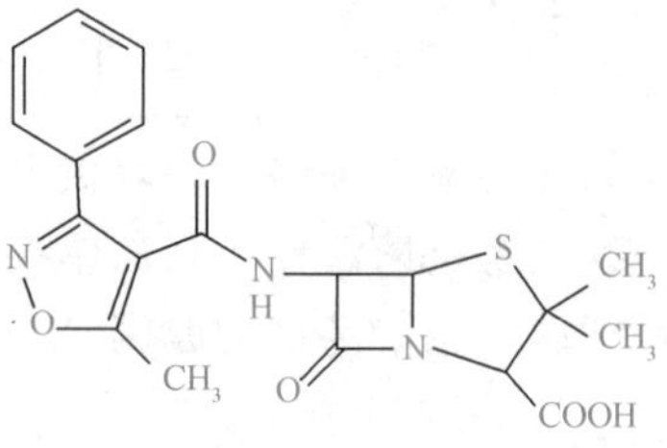

苯唑西林 (oxacillin)

（3）天然青霉素族抗生素普遍对革兰阳性菌作用强，对革兰阴性菌效果较差，但青霉素 N 是一个例外。研究发现，青霉素 N 对革兰阴性菌的活性来自侧链上含有的氨基。在此基础上设计合成了一系列侧链含有氨基的半合成青霉素，如阿莫西林。

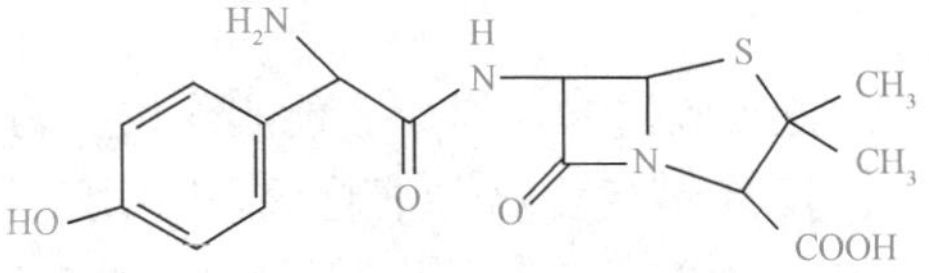

阿莫西林（amoxicillin）

阿莫西林对革兰阳性菌的作用与青霉素相同或稍低，对革兰阴性菌如淋球菌、流感杆菌、布氏杆菌等作用较强。

综合以上，归纳出半合成青霉素的结构改造规律如下：

①耐酸青霉素：在青霉素母核 6-位侧链酰胺基 α-位引入吸电子基，可增加对酸的稳定性。常用吸电子基有—Cl、—NO_2、—SO_3H、—COOH 等。

②耐酶青霉素：在青霉素母核酰胺侧链上引入空间位阻大的基团，可增加 β-内酰胺环的稳定性，提高对酶的耐受性。

③广谱青霉素：在青霉素母核酰胺侧链 α-碳原子上引入亲水基团可扩大抗菌谱，常用的亲水基团有—SO_3H、—COOH、—NH_2、—OH 等。

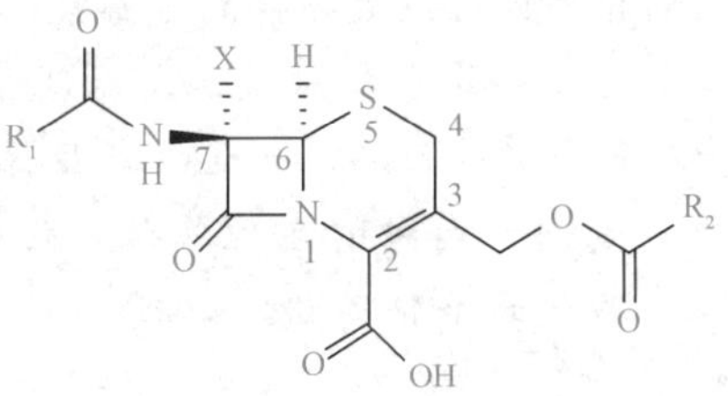

头孢类抗生素母核

头孢类抗生素的母核是 7-氨基头孢烷酸（7-ACA），其构效关系与青霉素类抗生素的有相似之处。

综合归纳如下：

① C-2 位的羧基是活性的必需基因，可与醇反应做成酯类前药。

② C-2、C-3 位的双键是抗菌必需结构，如该双键移位，则失去活性。

③ C-3 位酯被甲基、氯原子或含氮杂环取代，活性增强或药代动力学性质发生改变。以带正电荷的季铵基团取代，可增加药物对细胞膜的穿透力，对 β-内酰胺酶亲和力降低。

④环上硫原子非必需，可用氧原子或亚甲基取代，不降低活性。

⑤四元 β-内酰胺环的 C-6、C-7 位的氢为 α 构型，酰胺侧链为 β 构型。C-7 位引入甲氧基生成头霉素类抗生素，增强了对厌氧菌的抗菌活性。甲氧基具有空间位阻作用，它的引入增强了药物对 β-内酰胺酶的稳定性。

⑥侧链 R_1 为亲脂性基团时能增强活性，扩大抗菌谱。常用的亲脂性基团有苯基、环烯基、噻吩和含氮杂环。芳环 α 位引入亲水性基团，同时改变 C-3 取代基可扩大抗菌谱，改进口服吸收和分布。常用的亲水性基团有—SO_3H、—NH_2、—OH、—COOH 等。

情境解析

天然青霉素有 8 种，其中最常用、抗菌性能最强的是青霉素 G。为了便于使用，青霉素 G 通常制成其钠盐。青霉素很不稳定，遇酸、碱或加热都易分解而失去活性，并且分子很易发生重排。

口服给药时，药物需在肠道吸收进入人体后才能起作用。药物经口到达肠道前先到达胃。胃是消化管的膨大部分，具有储存食物、消化吸收作用。胃液是胃腺分泌的一种无色、酸性液体，pH 为 0.9~1.5，成人每日分泌量为 1.5~2.5 L。青霉素 G 钠在 pH1.5，24 ℃条件下的半衰期约为 10 分钟。也就是，如以口服的方式使用青霉素 G 钠，在吸收前药物已经在胃被破坏掉了。因而，天然青霉素不能以口服的方式给药，可以采用肌注或静脉滴注的方式给药。另外，在使用该药物前，须经过皮试。

◉ **知识拓展**

抗生素的制备

通过微生物的培养获得抗生素是常规的制备方法，这样的生产工艺称为发酵法，比如通过产黄青霉菌的培养获得青霉素。以化学物质为原料，在人为设定和控制的条件下，通过一系列化学反应制得抗生素，这样的生产工艺称为化学合成法，简称合成法。比如以乙苯为起始原料，经对硝基苯乙酮的合成路线最终得到氯霉素。

发酵法具有生产条件温和，对设备要求相对较低，能制备结构复杂的中间体等优点。但缺点也同样明显，只能生产菌种合成的产品，而这些产品存在着稳定性、溶解性、抗菌谱等方面的不足，同时产量严重受制于菌种的生理极限。化学法能大量生产中间体或产品，但因为反应通常是在高温、高压的条件下进行，所以对设备的要求高、环境污染严重，另外在合成结构复杂的化合物时，要么难以合成，要么成本过高不利于生产。

如何根据人类社会的需要，在可承受的成本范围之内大量制备合乎要求的抗生素？研发人员想到了一个办法，他们融合发酵法与合成法来制备抗生素。具体做法是：通过微生物的培养得到中间产物，然后以其为原料，经由化学反应得到最终产品。这种工艺称为半合成法，而由此工艺制得的抗生素称为半合成抗生素，如头孢类抗生素。

头孢菌素 C 是一种低活性的 β-内酰胺类抗生素，可通过培养产黄头孢霉菌或顶头孢霉菌获得。以头孢菌素 C 为先导化合物，经化学裂解得到重要的中间体 7-氨基头孢烷酸(7-ACA)。

7-氨基头孢烷酸

以 7-ACA 为原料，通过化学反应进行结构改造得到头孢类抗生素，如头孢氨苄、头孢克洛、头孢噻肟、头孢匹罗等。

五、磺酰脲类胰岛素分泌促进剂构效关系

◉ **学习目标**

知识目标：掌握磺酰脲类药物基本结构及构效关系。

能力目标：能够拟定磺酰脲类降糖药改造方案。

素质目标：培养坚持不懈、探究求索的科学精神。

◎ 情境导入

　　某女，45 岁，平时喜欢甜食，运动少。近段时间常感疲乏，同时有进食量增加但体重减轻的现象。到医院检查后确诊为 2 型糖尿病。医生为其开出了降糖药并进行医嘱。药物中包括了格列美脲。患者心有疑虑，回家后自行查阅了糖尿病及降糖药的资料。面对资料中各类型降糖药的介绍，患者疑虑更深。

　　作为药学专业技术人员，应如何向该患者进行药物介绍以打消患者的疑虑？

　　糖尿病是一种常见疾病，分为 1 型和 2 型，临床上以 2 型为主。1 型糖尿病患者胰岛素分泌缺乏，2 型糖尿病患者胰岛素不缺乏，但机体对胰岛素不敏感(胰岛素抵抗)。

　　胰岛素分泌促进剂是降糖药的一类，也是一线降糖药。它通过促进胰岛素的分泌发挥作用。从化学结构上进行分类，胰岛素分泌促进剂可以分为磺酰脲类和非磺酰脲类。

　　磺酰脲类降糖药具有以下共同的母核结构。

　　该类药物的构效关系如下：

　　(1)芳环上的 R 基通常在对位，为简单的取代基，如甲基、氨基、乙酰基、卤素及三氯甲烷等。该位置的基团影响药物的作用持续时间。如第一代磺酰脲类口服降糖药甲苯磺丁脲的 R 基为甲基，易发生氧化反应失活，半衰期为 4.5～6.5 h。

甲苯磺丁脲 (tolbutamide)

　　以卤素代替甲基得到氯磺丙脲。氯原子不易代谢失活，丙基链上的羟化作用相对缓慢，因此该药是一种长效药物，半衰期达 36 h。

氯磺丁脲 (chlorosulfonylurea)

　　(2)N-取代的 R₁ 基团应具有一定的体积和亲脂性。甲基和乙基取代没有活性；取代基碳原子数为 3～6 时，具有显著的降血糖活性，当碳原子数超过 12 时，活性消失。

◎ 情境解析

　　糖尿病是一种发病原因尚不完全清楚的内分泌代谢疾病，以高血糖为主要特征。发病因素包括遗传、年龄、饮食等。糖尿病分为 1 型和 2 型。1 型糖尿病是胰岛素不足，2 型糖尿病是机体对胰岛素不敏感，也称为胰岛素抵抗。

目前，尚不能治愈糖尿病，但可以很好地控制，通过饮食、运动、药物的综合疗法进行终身治疗。在医生的指导下进行治疗，绝大多数患者可以与非患者一样正常生活和工作。

格列美脲是第三代磺酰脲类降糖药，能促进胰岛素的分泌达到治疗目的，适用于非胰岛素依赖 2 型糖尿病。

六、H_2 受体拮抗剂构效关系

◉ 学习目标

知识目标：掌握 H_2 受体拮抗剂基本结构及构效关系。

能力目标：能够拟定 H_2 受体拮抗剂改造方案。

素质目标：培养积极进取、求真务实的科学精神。

◉ 情境导入

2020 年 5 月 8 日，国家药监局药审中心(CDE)发布文件，就化学药物中亚硝胺类杂质研究提供指导。指导原则对亚硝胺类杂质产生的原因，控制策略，以及检测方法等进行了详细讲解。同时，CDE 还要求，药品上市许可持有人/药品生产企业切实履行药品质量管理的主体责任，对药品的安全和质量进行全生命周期管理，应尽量避免亚硝胺类杂质的引入。这意味着，中国将对沙坦类和雷尼替丁的杂质含量问题进行严管。

对于药学专业技术人员，应如何解读国家药监局的这则公告？

胃壁细胞的组胺 H_2 受体激动会引起胃酸分泌。胃酸过多是造成消化性溃疡的主要原因之一。组胺 H_2 受体拮抗剂能阻断组胺与 H_2 受体的结合，从而减少胃酸分泌，提高胃内 pH，增强抗幽门螺杆菌药物的活性。

H_2 受体拮抗剂的结构由三部分组成：碱性芳杂环、含硫四原子链、平面极性基团(脒脲基团)。以雷尼替丁为例。

芳环基团　　　四原子链　　　平面极性基团

H_2 受体拮抗剂的构效关系如下：

(1)碱性芳杂环为活性必需。可以是碱性的咪唑环如西咪替丁，也可以是碱性基团取代的呋喃、噻唑或其他芳杂环，如雷尼替丁、法莫替丁。

法莫替丁 (famotidine)

156

碱性芳杂环与受体上阴离子部位结合。碱性的咪唑环，或者碱性基团取代的呋喃、噻唑等，可形成阳离子，增强与受体的结合。法莫替丁是第三代 H_2 受体拮抗剂。本品分子中以胍基噻唑基代替西咪替丁结构中的咪唑基，以氨磺酰脒基替代氰基胍基。胍基通过氢键或形成阳离子增强药物与受体的亲和力，使抑酸活性增强。

（2）四原子链连接两端的芳环基团和平面极性基团。链上的硫原子增加了链的柔性。四原子链上有支链或增加链的长度，化合物活性降低或消失。

（3）平面极性基团在生理 pH 条件下可部分离子化，通过氢键与受体结合。该部分直接影响到药物的活性。连接的若是极性大的基团，如胍基则药物难以透过生物膜发挥作用。引入疏水性基团可增加药物脂溶性，促进吸收，增强药效。

情境解析

雷尼替丁又名呋喃硝胺、甲硝呋胍，属于组胺 H_2 受体拮抗剂，用于治疗十二指肠溃疡、良性胃溃疡、术后溃疡、反流性食管炎等。本品与枸橼酸铋组成的复方片剂或胶囊兼有抑制胃酸分泌、杀灭幽门螺杆菌及保护胃黏膜等多重作用，是经典胃药之一。

亚硝胺类杂质包括 N-亚硝基二甲胺（NDMA）、N-亚硝基二乙胺（NDEA）等，此前被世界卫生组织列入致癌物清单，属于 2A 类致癌物。长期使用损害肝肾。由于生产工艺的原因，雷尼替丁在生产、贮存中必定引入或生成 N-亚硝基二甲胺，并随存放时间延长出现超标现象。

中国等多国对 NDMA、NDEA 等杂质提出严格的要求，相关产品和市场将受到巨大的冲击。此次，CDE 制订的一系列技术指导原则，旨在为注册申请上市及已上市化学药品中亚硝胺类杂质的研究和控制提供指导，根本目的是引导企业提高产品质量风险控制能力。

七、β 受体拮抗剂构效关系

学习目标

知识目标：掌握 β 受体拮抗剂基本结构及构效关系。

能力目标：能够拟定 β 受体拮抗剂改造方案。

素质目标：塑造精神品格，促进自主发展。

情境导入

顾客来到药店欲购买洛尔类降压药。面对普萘洛尔、阿替洛尔等名称相似的药物感到疑惑，不知道应当如何选择。作为药师，应如何回答顾客的疑问？

β 受体拮抗剂是一类治疗心血管疾病药物，作用特点是对抗交感神经递质和拟肾上腺素药的 β 受体作用，减慢心率，减弱心肌收缩力，减少心肌耗氧量，并降低血管阻力。临床上主要用于治疗心律失常、缓解心绞痛和抗高血压等。

β 受体包含 β_1、β_2 两种类型。

β_1 主要分布在心肌细胞上，β_1 受体激动后可对心肌产生正性作用，导致心肌兴奋产生一系列反应，如：收缩加剧、心脏射血速度加快、心率上升等。β_2 受体主要分布在平滑肌上，如血管平滑肌、消化管平滑肌、支气管平滑肌等，该受体激动后可引起平滑肌舒张。

在化学结构上，β 受体拮抗剂由三部分构成：芳香环、仲醇胺侧链和 N-取代基。通式如下：

芳环 ←
N-取代基
侧链取代基
$n=0$ 苯乙醇胺类
$n=1$ 芳氧丙醇胺类

按化学结构归类，β 受体拮抗剂主要分为芳基乙醇胺类和芳氧丙醇胺类。多数为芳氧丙醇胺类。

β 受体拮抗剂的研发始于异丙肾上腺素。对异丙肾上腺素构效关系的研究开发出了第一种用于临床的非选择性 β 受体拮抗剂普萘洛尔。该药后来成为研究 β 受体拮抗剂的模式药物。

异丙肾上腺素　　　　　　　　　　　普萘洛尔

同等剂量普萘洛尔在人体中对 β_1 受体和 β_2 受体产生相似幅度的作用。这导致使用普萘洛尔或同类型的 β 受体拮抗剂治疗心律失常和高血压时，引发支气管痉挛，并延缓低血糖的恢复。要减少上述副作用，只有使用选择性作用于 β_1 受体的药物才能实现。

在苯环的 4 位引入取代基得到的普拉洛尔具有选择性抑制心脏兴奋作用。另外，普拉洛尔还具有选择性抑制心脏兴奋的作用。

普萘洛尔　　　　　　　　　　　　　普拉洛尔

在普拉洛尔之后，陆续开发出了 4-取代苯氧丙醇胺类 β_1 受体拮抗剂，如美托洛尔、阿替洛尔、倍他洛尔等。

阿替洛尔（atenolol）

阿替洛尔是目前应用的选择性最高的 β_1 受体拮抗剂，对心脏的 β_1 受体有较强的选择性，作用快速持久，临床用于治疗高血压、心绞痛和心律失常，适用于支气管哮喘患者。

进一步的研究发现，在侧链氮原子引入与异丙基不同的基团后，苯环的取代基不管是在哪一个位置药物都呈现 β_1 受体选择性。

单纯性的 β 受体拮抗剂会使外周血管阻力增高，在治疗高血压时产生相互拮抗作用。临床上发现，α 受体拮抗剂和 β 受体拮抗剂对降低血压有协同作用。据此，设计出了同一分子对 α 和 β 受体均产生拮抗作用的药物，如拉贝洛尔。

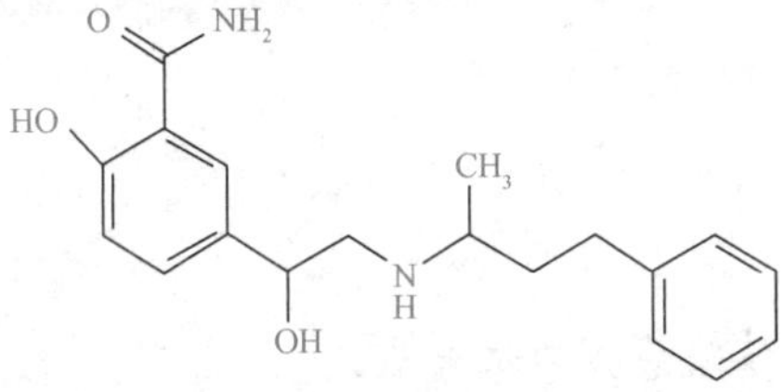

拉贝洛尔（labetalol）

综合各方面研究，归纳出 β 受体拮抗剂的构效关系如下：

（1）芳环：苯、萘、芳杂环和稠环均可。在芳氧丙醇胺类中，苯环的对位引入取代基，对 β_1 受体有较高的选择性，如阿替洛尔，美托洛尔。

（2）侧链取代基：侧链的 α 位一般无取代基，引入甲基，可增加对 β_2 受体的选择性。

（3）N-取代基：侧链氨基上的取代基对 β 受体阻断活性的影响基本上与 β 受体激动剂平行。N 原子上的取代基为异丙基和叔丁基时活性最高。

（4）手性碳的立体化学：β 受体拮抗剂的侧链部分在受体上的结合部位与 β 受体激动剂相同，立体选择性一致。在苯乙醇胺类中，与醇羟基相连的 β-碳原子的 R 构型具有较强的 β 受体拮抗作用。在芳氧丙醇胺类中，S 构型的立体结构与苯乙醇胺类的 R 构型相当。

情境解析

根据作用对象不同，洛尔类药物可分为三种：非选择性、β_1 受体拮抗剂、非典型性。

（1）非选择性。同一剂量的药物对 β_1 和 β_2 受体产生相似幅度的拮抗作用，常用的药物有普萘洛尔、艾司洛尔等。普萘洛尔能有效减慢心率，减少心肌耗氧，降低血压。但因为不具有选择性，所以在降压时可发生支气管痉挛，并延缓血糖的恢复，故伴有哮喘和糖尿病的高血压患者不能选用此类药物。

（2）β_1 受体拮抗剂。药物选择性作用于 β_1 受体，常用的药物有美托洛尔、阿替洛尔等。阿替洛尔选择性拮抗心脏 β_1 受体，对血管、支气管的影响较小。

（3）非典型性。药物对 α 和 β 受体均产生拮抗作用，常用的药物有拉贝洛尔、阿罗洛尔等。拉贝洛尔是世界第一种获得成功的 α/β 受体拮抗剂，用于中、重度高血压的治疗，特别对妊娠高血压患者安全有效。

知识拓展

心血管健康指数

随着社会经济的发展，人口老龄化及城镇化进程的加速，中国心血管病危险因素流行趋势呈现明显上升态势。

自 2015 年以来，国家持续出台系列重大举措，推动医改前行。在此背景下，中国心血管健康联盟成立，在政府领导下建立中国心血管防治战线。2017 年，该联盟首次发布"中国心血管健康指数"。中国心血管健康指数不仅是反映和衡量我国心血管疾病及救治状况的首个医学领域指数型指标，也是全球首个国家级高度立体扫描心血管疾病防控的综合性指数评估，对心血管疾病防治事业的发展具有重大意义。

八、阿片样镇痛药物构效关系

◎ 学习目标

知识目标：掌握阿片样镇痛药的构效关系。

能力目标：能够阅读并理解镇痛药构效关系。

素质目标：巩固守法意识，树立正确的人生观与价值观。

◎ 情境导入

2022 年 3 月 20 日，河北邯郸发生一起汽车冲撞人事件。3 月 21 日，邯郸市公安局丛台区分局以涉嫌"以危险方法危害公共安全罪"对案件犯罪嫌疑人刘某予以刑事拘留，并发布公告。经查，刘某 3 月 20 日因超量服用某镇痛类处方药，酿成祸端。试结合案件说明镇痛类处方的不良影响。

与阿片受体作用的镇痛药称作麻醉性镇痛药，简称"镇痛药"。阿片受体有多种亚型，中枢神经系统内至少有四种。这些受体与痛觉感受、咳嗽、呼吸、胃肠活动等相关。

阿片类生物碱及同类人工合成物统称为阿片类药物，以来自阿片生物碱的吗啡最为重要。对吗啡的研究为深入了解阿片样镇痛药构效关系奠定了基础。

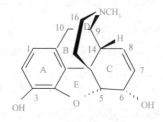

吗啡 (morphine)

吗啡由五个环稠合而成，这五个环分别命名为 A、B、C、D、E，环上碳原子有固定的编号。天然吗啡存在立体构象，左旋吗啡具有生理活性。左旋吗啡在质子化状态时，呈三维"T"，C、D 环为水平部分，A、B、E 构成垂直部分。

阿片样镇痛药的构效关系如下：

(1)分子中有一个平坦的芳环结构。

(2)有一个叔氮原子碱性中心，生理 pH 条件下电离为阳离子，碱性中心与平坦芳环结构处于同一平面。

(3)含有哌啶类似哌啶的空间结构，该结构连接的烃基应凸出于芳环构成的平面之上。

具体应用可以吗啡为例。

（1）3 位、6 位结构改造：吗啡 3 位酚羟基是重要的活性结构。3 位酚羟基烷基化可导致镇痛活性降低，成瘾性降低。用甲基取代 3 位酚羟基得到可待因，其体内镇痛作用为吗啡的 20％，镇咳效果优良，有轻度成瘾性。

吗啡分子中 3、6 位两个羟基乙酰化后得到的产物称为海洛因，镇痛及麻醉作用强于吗啡，毒性也大 5~10 倍，成瘾性更大，是法定毒品。

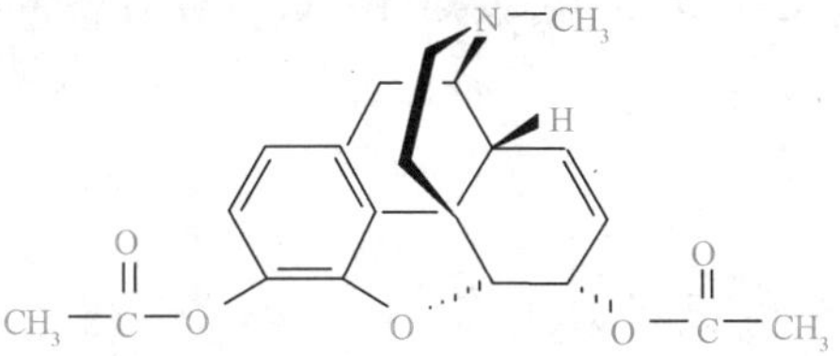

海洛因（heroin）

（2）6 位氧化，7、8 位还原结构改造：将吗啡结构中 7、8 位双键还原，6 位醇羟基氧化成酮得氢吗啡酮。在氢吗啡酮分子 14 位引入羟基，得到羟吗啡酮。将氢吗啡酮、羟吗啡酮的 3 位羟基甲基化分别得到氢可酮、羟考酮。

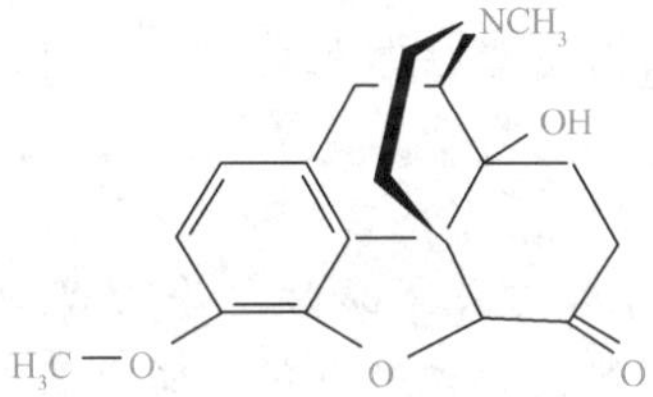

羟考酮（oxycodone）

（3）17 位结构改造：N-甲基为 17 位。17 位甲基的改变对药物活性有特殊的影响。吗啡 17 位 N-甲基替换为烯丙基或小环甲基，产物为吗啡拮抗剂。如将羟考酮的 N-甲基换为烯丙基得到纳洛酮。纳洛酮是吗啡类药物中毒的解毒剂。

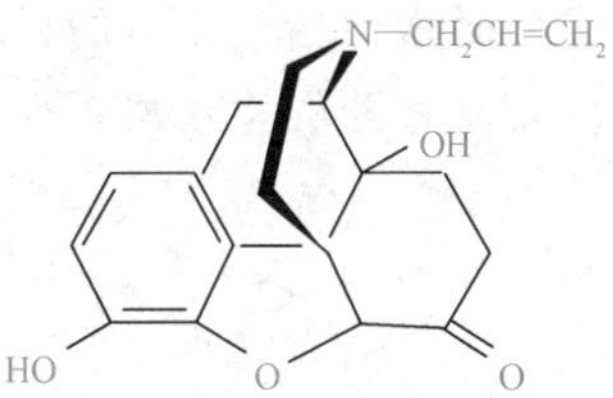

纳洛酮（naloxone）

（4）6、14 桥和 7 位取代结构改造：在 C 环的 C6 与 C14 之间引入乙烯基形成新的稠环，可得到高效镇痛药埃托啡。将埃托啡桥乙烯基氢化得到二氢埃托啡，一种癌症镇痛药。将桥链乙烯基氢化饱和，可增强镇痛和拮抗作用，并降低副作用。如丁丙诺啡，长效镇痛药，可有效缓解癌症或术后疼痛。

情境解析

阿片受体有多种，在人体内广泛分布。脑内的阿片受体有四种，分别为 μ、κ、δ 和 σ，每种有不同的亚型。每种受体兴奋后产生各自的生物效应。以 μ 受体为例。μ 受体主要分布在中枢神经的边缘系统、纹状体、下丘脑等。μ 受体兴奋镇痛性最强，成瘾性也最强，是产生副作用的主要原因。

吗啡有良好的镇痛作用，但也有易上瘾和呼吸中枢抑制的副作用。以吗啡为先导化合物，通过结构改造得到多种镇痛药物。它们多数像吗啡一样兼具镇痛、易上瘾的特点。人滥用镇痛药后，大脑功能受影响，行为异常。同时，对药物产生依赖性，容易做出危害自己、危害社会的行为，引发严重社会治安问题。因此，麻醉性镇痛药受到国家严格监控和管理。国家禁毒委员会办公室发布的《麻醉药品、精神药品目录》中，包含的麻醉药品就有吗啡、二氢埃托啡、氢可酮、芬太尼、氢吗啡酮、羟考酮、美沙酮、哌替啶、可待因、右丙氧芬、布桂嗪等。

九、肾上腺皮质激素药物构效关系

◎ **学习目标**

知识目标：掌握肾上腺皮质激素药的构效关系。

能力目标：能够拟定肾上腺激素类药物改造方案。

素质目标：培养家国情怀，肩负责任与担当。

◎ **情境导入**

患者，女，36岁，在零售药店购买药品时向导购咨询：手上长湿疹，以往都是购买地塞米松软膏涂抹。涂几天症状消失，但过一段时间又长，如此反复。对于该种情况，不知该如何处理。

作为药学专业技术人员，应如何回复顾客的咨询？

肾上腺皮质激素简称"皮质激素"，可分为盐皮质激素和糖皮质激素。糖皮质激素有重要的实用价值。临床上常用的糖皮质激素包括氢化可的松、地塞米松、泼尼松龙等。

以地塞米松为例归纳肾上腺皮质激素药的构效关系。

(1)基本结构：药物的基本结构含有21个碳原子，C-1,2、C-4,5有双键，C-3有酮基，C-9有氟，C-11β、C-17α及C-21是羟基。

(2)C-6位的修饰：在C-6位引入氟原子后抗炎和钠潴留作用大幅增强。

(3)C-9位的修饰：在C-9位引入氟原子，抗炎活性和糖原沉积活性比氢化可的松大10倍。

(4)C-16位的修饰：在C-9位引入氟原子的同时在C-16位引入基团可消除钠潴留作用。

湿疹是一种慢性瘙痒性皮肤病，皮疹呈多形性、对称分布。湿疹的病因尚不明确，遗传、刺激原、紧张焦虑等因素均可诱发或加重本病。湿疹的治疗药物包括糖皮质激素类药、抗感染药、抗过敏药等。

地塞米松属于糖皮质激素药，具有抗炎、抗过敏、免疫抑制等作用。地塞米松软膏剂用于局限性瘙痒病、神经性皮炎、接触性皮炎，是治疗湿疹的常用药物。但长期外用激素类药物，停药后会导致病情复发、加重，患者被迫再次使用激素类药物治疗。

对于手部湿疹，应着重手部的保护，避免直接接触洗洁剂等化学物质；注意饮食，不摄入或少摄入可导致自身过敏的食物。同时，患者还要放松精神。

十、钙通道阻滞剂构效关系

⊚ **学习目标**

知识目标：掌握二氢吡啶类钙通道阻滞剂的构效关系。

能力目标：能够拟定药物改造方案。

素质目标：培养探究与创新精神。

⊚ **情境导入**

患者，男，63 岁，确诊中度高血压，服用药物硝苯地平进行血压控制。使用该药一段时间后出现足踝水肿、面部潮红、恶心等情况。为此向驻店药师咨询。假如你是驻店药师，该如何回答顾客咨询的问题？

钙通道阻滞剂是在细胞膜上选择性地阻滞 Ca^{2+} 经膜上钙离子通道进入细胞内，从而降低细胞内 Ca^{2+} 浓度的药物。钙离子通道存在 L、N、P、Q、R、T 等多种类型，L-型钙离子通道最为重要，存在于心肌、血管平滑肌和其他组织中，是细胞兴奋时钙内流的主要途径，也是目前临床上常用选择性钙通道阻滞剂作用的靶点。

Ca^{2+} 是心肌和血管平滑肌兴奋收缩耦联的关键物质。Ca^{2+} 进入血管平滑肌后，可直接收缩平滑肌，使血管痉挛，血流阻力增大，心肌耗氧量上升。钙通道阻滞剂阻止 Ca^{2+} 回流细胞后，胞内缺乏足够的 Ca^{2+}，导致心肌收缩力减弱，心率减慢，血管平滑肌松弛，血管扩张，血压下降，减少心肌耗氧量。

1,4-二氢吡啶类钙通道阻滞剂研发于 20 世纪 60 年代，是一类特异性高、作用强的药物，具有很强的血管扩张作用。该类药第一个上市的是硝苯地平。以邻硝基苯甲醛为原料，和两分子乙酰乙酸甲酯及过量氨水在甲醇中反应即可。

在硝苯地平之后，陆续开发成功多个 1，4-二氢吡啶类药物，包括尼群地平、尼卡地平、氨氯地平等。这些药物主要从以下方面提高药效：①更高的血管选择性；②增加特定部位(冠状血管、脑血管)血管系统的血流量；③减少迅速降压和交感激活的副作用；④增强抗动脉粥样硬化作用。

对二氢吡啶类药物的体内外研究表明其构效关系如下。

(1)二氢吡啶环为活性必需，变成吡啶环或六氢吡啶环则活性消失。

(2)吡啶环上取代基与活性关系为(增加)：H＜甲基＜环烷基＜苯基或取代苯基。

(3)苯环上－NO₂为活性必需，若为乙酰基或氰基，活性降低；为硝基则激活钙通道。邻、间位有吸电子基团时，活性较佳，对位取代活性下降。

◎ 情境解析

硝苯地平具有很强的扩张血管作用。与其他类的抗高血压药相比，硝苯地平及同类的钙离子通道阻滞剂，有更高的血管选择性，能增加特定部位血管的血流量，如冠状血管、脑血管，能抗动脉粥样硬化。临床上，硝苯地平用于轻、中、重度高血压，各型心绞痛的治疗，对充血性心衰也有效。

与其他药物一样，硝苯地平也有不良反应，包括心悸、面部潮红、头晕、足踝肿胀等。如用药后感觉不适，请及时告知医生。若是长期用药，不可突然停药，如需停药应在医师指导下逐渐减量。老年患者服用本品，应从最低剂量开始。如出现药物漏服，可在记起时补服；但若是接近下次服药时间才记起，则不需补服。切记，千万不可一次服用两倍及以上剂量的硝苯地平。

◎ 知识拓展

吡啶

吡啶存在于煤焦油和页岩油中。工业上多从煤焦油中提取，将煤焦油分馏出的轻油部分用硫酸处理，再用碱中和，吡啶游离出来，然后再蒸馏精制。

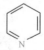

吡啶 (pyridine)

吡啶是无色而具有特殊臭味的液体，沸点 115 ℃，熔点－42 ℃，可与水、乙醇、乙醚等混溶，能溶解大部分有机化合物和许多无机盐类，是一种良好的溶剂。

吡啶比苯稳定，不易被氧化剂氧化。经催化剂或用乙醇和钠还原，可得六氢吡啶。六氢吡啶又称哌啶，碱性比吡啶大，化学性质与脂肪族仲胺相似，常用作溶剂及有机合成原料。吡啶和哌啶的衍生物在自然界以及药物中广泛存在，如维生素 B₆、烟碱(尼古丁)、毒芹碱和颠茄碱等。

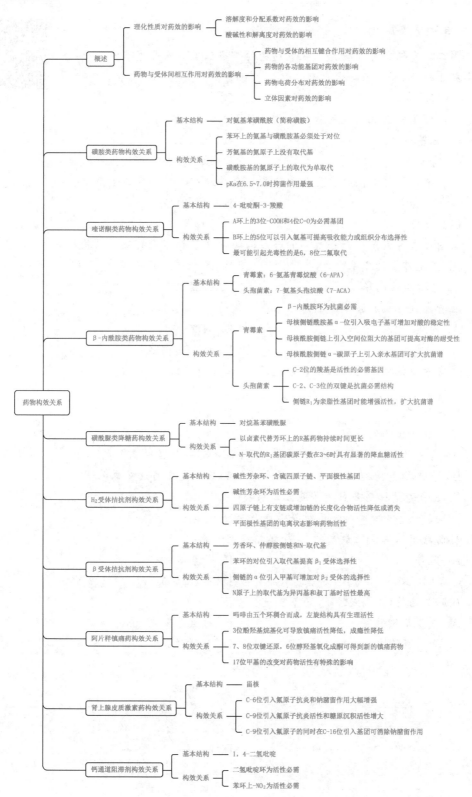

药物构效关系

- **概述**
  - 理化性质对药效的影响
    - 溶解度和分配系数对药效的影响
    - 酸碱性和解离度对药效的影响
  - 药物与受体间相互作用对药效的影响
    - 药物与受体的相互键合作用对药效的影响
    - 药物的各功能基团对药效的影响
    - 药物电荷分布对药效的影响
    - 立体因素对药效的影响

- **磺胺类药物构效关系**
  - 基本结构 —— 对氨基苯磺酰胺（简称磺胺）
  - 构效关系
    - 苯环上的氨基与磺酰胺基必须处于对位
    - 芳氨基的氮原子上没有取代基
    - 磺酰胺基的氮原子上的取代为单取代
    - pKa在6.5~7.0时抑菌作用最强

- **喹诺酮类药物构效关系**
  - 基本结构 —— 4-吡啶酮-3-羧酸
  - 构效关系
    - A环上的3位-COOH和4位C=O为必需基团
    - B环上的5位可以引入氨基可提高吸收能力或组织分布选择性
    - 最可能引起光毒性的是6，8位二氟取代

- **β-内酰胺类药物构效关系**
  - 基本结构
    - 青霉素：6-氨基青霉烷酸（6-APA）
    - 头孢菌素：7-氨基头孢烷酸（7-ACA）
  - 构效关系
    - 青霉素
      - β-内酰胺环为抗菌必需
      - 母核侧链酰胺基α-位引入吸电子基可增加对酸的稳定性
      - 母核酰胺侧链上引入空间位阻大的基团可提高对酶的耐受性
      - 母核酰胺侧链α-碳原子上引入亲水基团可扩大抗菌谱
    - 头孢菌素
      - C-2位的羧基是活性的必需基因
      - C-2、C-3位的双键是抗菌必需结构
      - 侧链R₁为亲脂性基团时能增强活性，扩大抗菌谱

- **磺酰脲类降糖药构效关系**
  - 基本结构 —— 对烷基苯磺酰脲
  - 构效关系
    - 以卤素代替芳环上的R基药物持续时间更长
    - N-取代的R₁基团碳原子数在3~6时具有显著的降血糖活性

- **H₂受体拮抗剂构效关系**
  - 基本结构 —— 碱性芳杂环、含硫四原子链、平面极性基团
  - 构效关系
    - 碱性芳杂环为活性必需
    - 四原子链上有支链或增加链的长度化合物活性降低或消失
    - 平面极性基团的电离状态影响药物活性

- **β受体拮抗剂构效关系**
  - 基本结构 —— 芳香环、仲醇胺侧链和N-取代基
  - 构效关系
    - 苯环的对位引入取代基提高β₁受体选择性
    - 侧链的α位引入甲基可增加对β₂受体的选择性
    - N原子上的取代基为异丙基和叔丁基时活性最高

- **阿片样镇痛药构效关系**
  - 基本结构 —— 吗啡由五个环稠合而成，左旋结构具有生理活性
  - 构效关系
    - 3位酚羟基烷基化可导致镇痛活性降低，成瘾性降低
    - 7、8位双键还原，6位醇羟基氧化成酮可得到新的镇痛药物
    - 17位甲基的改变对药物活性有特殊的影响

- **肾上腺皮质激素药构效关系**
  - 基本结构 —— 甾核
  - 构效关系
    - C-6位引入氟原子抗炎和钠潴留作用大幅增强
    - C-9位引入氟原子抗炎活性和糖原沉积活性增大
    - C-9位引入氟原子的同时在C-16位引入基团可消除钠潴留作用

- **钙通道阻滞剂构效关系**
  - 基本结构 —— 1，4-二氢吡啶
  - 构效关系
    - 二氢吡啶环为活性必需
    - 苯环上-NO₂为活性必需

一、单项选择题

1. 第二代喹诺酮类药物是在基本结构的哪个位置引入哌嗪基？（　　）

　　A. 1 位　　　　　　　　　　　　B. 6 位

　　C. 7 位　　　　　　　　　　　　D. 8 位

习题答案

2. 诺氟沙星是在吡哌酸的基础上于 6 位引入（　　）。

　　A. 苯基　　　　　　　　　　　　B. 氟原子

　　C. 氧原子　　　　　　　　　　　D. 氯原子

3. 左氧氟沙是将哪两个位置的取代基环合得到？（　　）

　　A. 1 位与 8 位　　　　　　　　　B. 1 位与 2 位

　　C. 7 位与 8 位　　　　　　　　　D. 4 位与 5 位

4. 细菌对青霉素产生耐药性是它合成的酶破坏了青霉素的哪个结构？（　　）

　　A. 五元环上的甲基　　　　　　　B. 五元环上的羧基

　　C. 母核的四元环　　　　　　　　D. 母核的五元环

5. 在青霉素母核酰胺侧链引入甲氧基可使药物（　　）。

　　A. 耐酸　　　　　　　　　　　　B. 耐酶

　　C. 广谱　　　　　　　　　　　　D. 增加溶解性

6. 青霉素类抗生素对革兰阴性菌的活性来自侧链上的（　　）。

　　A. α-氢原子　　　　　　　　　　B. 苯基

　　C. 酰胺基　　　　　　　　　　　D. 氨基

7. 下列说法正确的是（　　）。

　　A. 青霉素类抗生素母核上的四元环和五元环是抗菌必需结构

　　B. 喹诺酮类药物 A 环 3 位羧基和 4 位酮基是发挥药效必需基团

　　C. β受体拮抗剂多数为芳基乙醇胺类

　　D. α、β受体拮抗剂合用对降低血压有降效作用

8. 目前应用的选择性最高的 β_1 受体拮抗剂的是（　　）。

　　A. 阿替洛尔　　　　　　　　　　B. 普萘洛尔

　　C. 拉贝洛尔　　　　　　　　　　D. 美托洛尔

9. 磺胺类药物的母核是（　　）。

　　A. 氨基苯磺酰胺　　　　　　　　B. 对氨基苯磺酰胺

　　C. 氨基磺酰胺　　　　　　　　　D. 苯磺酰胺

10. 下列磺胺类化合物具有抑菌活性的是（　　）。

A. 〔结构式：邻甲基苯—SO₂NHCH₃〕　　　B. 〔结构式：间甲基苯—SO₂NHCH₃〕

C. 〔结构式：H₂N—苯—SO₂NHCH₃〕　　　D. 〔结构式：H₂N—苯—SO₂N(CH₃)₂〕

11. 下列说法错误的是（　　）。

    A. 喹诺酮类药物基本结构 8 位引入氟原子可增加光毒性

    B. 喹诺酮类药物基本结构 1 位的取代基对抗菌活性的影响大

    C. 磺胺类药物抑菌作用的强度与其酸性解离常数密切相关

    D. 百浪多息在人体内外均有抑菌活性

12. 要扩大头孢类抗生素的抗菌谱，可采取的方法是（　　）。

    A. 去掉 C-2 位羧基　　　　　　　　B. 侧链 R_1 引入苯基

    C. 改变 C-2、C-3 双键位置　　　　D. 侧链 R_1 引入氨基

13. 磺酰脲类降糖药芳环 R 基影响（　　）。

    A. 药物水溶性　　　　　　　　　　B. 药物作用强度

    C. 药物副作用　　　　　　　　　　D. 药物持续时间

14. 磺酰脲类降糖药 N 取代基 R_1 的碳数在多少时药效最强（　　）。

    A. 1～3　　　　　　　　　　　　　B. 2～4

    C. 3～6　　　　　　　　　　　　　D. 大于 12

15. 法莫替丁的芳杂环上的取代基是（　　）。

    A. 噻唑　　　　　　　　　　　　　B. 咪唑

    C. 呋喃　　　　　　　　　　　　　D. 脒脲

16. H_2 受体拮抗剂基本结构四原子链上的（　　）原子增加了链的柔性。

    A. 碳原子　　　　　　　　　　　　B. 硫原子

    C. 氮原子　　　　　　　　　　　　D. 氢原子

17. 在普萘洛尔的苯环（　　）引入取代基可增强受体选择性。

    A. 1 位　　　　　　　　　　　　　B. 2 位

    C. 3 位　　　　　　　　　　　　　D. 4 位

18. 左旋吗啡在质子化时，呈水平状态的是（　　）。

    A. AB 环　　　　　　　　　　　　B. BC 环

    C. CD 环　　　　　　　　　　　　D. DE 环

19. 下列结构属于阿片类镇痛药必需的是（　　）。

    A. 叔氮原子中心　　　　　　　　　B. 仲碳原子中心

    C. 氧原子中心　　　　　　　　　　D. 硫原子中心

20. 地塞米松的（　　）引入氟原子后抗炎和钠潴留作用大幅增强。

    A. C-3　　　　　　　　　　　　　B. C-6

    C. C-9　　　　　　　　　　　　　D. C-17

二、多项选择题

1. β 受体拮抗剂的结构包括（　　）。

    A. 芳环　　　　　　　　　　　　　B. β-内酰胺结构

    C. 仲醇胺侧链　　　　　　　　　　D. N-取代基

2. 头孢类抗生素母核环上硫原子被（　　）取代不降低活性。

    A. 氮原子　　　　　　　　　　　　B. 氧原子

  C. 氯原子   D. 亚甲基

3. 要改变头孢类抗生素的吸收和分布，可在侧链芳环 α 位引入（ ）。

  A. 含氮杂环   B. 羟基

  C. 氨基   D. 磺酸基

4. H_2 受体拮抗剂的结构由哪些部分组成？（ ）

  A. 芳环基团   B. 四原子链

  C. 平面极性基团   D. 四元内酰胺环

5. β 受体拮抗剂的基本化学结构包括（ ）。

  A. 脂环   B. 芳香环

  C. 仲醇胺侧链   D. N-取代基

6. 下列 β 受体拮抗剂属于同一类的有（ ）。

  A. 阿替洛尔   B. 普萘洛尔

  C. 美托洛尔   D. 阿替洛尔

7. 以下药物属于同类的有（ ）。

  A. 吗啡   B. 氢可酮

  C. 羟考酮   D. 纳洛酮

8. 临床上常用的糖皮质激素包括（ ）。

  A. 倍他米松   B. 氢化可的松

  C. 泼尼松龙   D. 地塞米松

三、简答题

1. 写出磺胺类药物的母核结构，并说明其构效关系。

2. 喹诺酮类药物的构效关系包括哪些内容？

3. 写出半合成青霉素类抗生素的结构修饰规则。

4. 比较磺酰脲类降糖药第一代与第二代药物的结构差异，并说明其对药效的影响。

5. 写出 H_2 受体拮抗剂的构效关系。

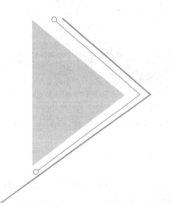

综合篇

第十三章 药物合成与药品服务

一、实验室安全

(一)实验室规则

(1)实验室是进行教学和科研的重要场所。进入实验室要严格遵守各项规定，按要求着装，保持安静，不得高声喧哗。

(2)爱护实验仪器设备，保管使用好室内公用器材，各种仪器设备使用后应放回原处，未经实验室管理部门同意不得擅自将仪器设备携带出室外或作他用。

(3)实验室内严禁吸烟、进餐和吃零食。

(4)严格遵守实验操作规程，注意安全。实验前应认真预习、提前准备，实验中集中精力，认真、规范操作，仔细观察实验现象，及时如实记录实验结果。

(5)必须注意节约使用水、电、试剂和药品。

(6)保持实验室整洁、卫生，地面及水槽内不得乱丢弃废物，应将废弃物投入指定地点。

(7)损坏仪器必须及时报告，填写仪器损坏报告单。

(8)实验完毕，做好台面清洁并将实验原始记录交指导老师检查，在得到允许后方能离开实验室。值日学生负责实验室清洁卫生，并将有关器材物品整理就绪，关好门窗、水电，经实验室管理员确认合格后方可离开。

(二)实验中事故的预防、处理和急救

1. 割伤

以下情况通常导致割伤。

(1)装配仪器时用力过猛或装配不当。

(2)装配玻璃仪器时用力处远离连接部位。

(3)仪器口径不匹配而强行连接。

(4)玻璃折断面未烧圆滑。

预防玻璃割伤要注意以下几点。

(1)玻璃管(棒)切割后，断面应在火焰上烧熔以消除尖锐边缘和棱角。

(2)注意仪器的配套。

(3)按要求正确装配仪器。

如果不慎发生割伤事故，要及时处理。先将伤口处玻璃片取出，若伤口不大，用蒸馏水冲洗伤口，用医用酒精、碘酊消毒，贴上创可贴。伤口较大或割破了主血管，应用力按住主血管，防止大出血，及时送医院处理。

2. 着火

预防着火须注意以下几点：

(1)不能用烧杯或敞口容器盛装易燃物。加热时，应根据实验要求及易燃物的特点选择热源，注意远离明火。

(2)尽量防止或减少易燃物的气体外逸，倾倒时要灭火源，注意室内通风，及时排出室内的有机物蒸气。

(3)易燃物和易挥发物不得倒入废液缸内。大量的易燃物及易挥发物要专门回收处理，金属钠残渣要用乙醇处理。

(4)实验室内不准存入大量易燃物和易挥发物。

实验室如果发生了着火事故，应沉着镇静及时采取有效措施，控制事故扩大。首先，立即切断电源，熄灭附近所有火源，移开未着火的易燃物。然后，根据易燃物的性质和火势设法扑灭。

常用的灭火器为干粉灭火器和二氧化碳灭火器，干砂和石棉布也是常用的灭火材料。

二氧化碳灭火器是有机化学实验室常用的灭火器。灭火器内贮放压缩二氧化碳。使用时，一手提灭火器，一手握在喷筒把手上，打开开关，二氧化碳即可喷出。注意：不能手握喷筒，以免冻伤。二氧化碳灭火器适用于油脂、电器及贵重仪器着火时的灭火。

使用灭火器时应注意从火的周围开始向中心扑灭。

水是多数场合下的灭火材料，但有机物着火不能用火扑灭。一般有机物比水轻，用水扑灭可导致火随水流蔓延。

地面或桌面着火，如火势不大，可用湿抹布覆盖灭火；反应瓶内有机物着火，可用石棉布盖住瓶口；身上着火，切勿在实验室内乱跑，应就地卧倒，用石棉布等把着火部位包住，或在地上滚动以压灭火焰。

3. 爆炸

实验时，仪器堵塞或装配不当；减压蒸馏使用不耐压仪器；违章使用易爆物，以及反应过于猛烈都有可能引发爆炸。为了防止爆炸，应注意以下几点：

(1)常压操作时，切勿在封闭系统内进行加热或反应。在反应进行时，必须经常检查仪器装置的各部分有无堵塞现象。

(2)减压蒸馏时，不得使用机械强度不大的仪器，如锥形瓶、平底烧瓶等。

(3)使用易燃易爆物或遇水易燃烧爆炸的物质时应特别小心，严格按操作规程操作。

(4)反应过于猛烈时，要根据不同情况采取冷却和控制加料速度等。

4. 中毒

在实验中，要切实做到以下几点，以防止中毒。

(1)药品不要沾在皮肤上。实验结束后应立即洗手。称量任何药品都应使用工具，不得用手直接接触。

(2)处理有毒或腐蚀性物质时，应在通风橱中进行，并戴上防护用品，尽可能避免有机物蒸气扩散在实验室内。

(3)对沾染过有毒物质的仪器和用具，实验完毕应立即采取适当方法处理，以消除其毒性。

一般药品溅到手上，用水或乙醇洗掉。实验时若有中毒特征，应立即到空气新鲜的地方休息。最好平卧，出现较严重的症状，如头晕、呕吐等，应及时送往医院。

5. 灼伤

实验时，要避免皮肤与火焰、蒸气、液氮和腐蚀性物质接触。取用有腐蚀性化学药品时应戴上橡皮手套和防护眼镜。

发生灼伤时，要根据不同的灼伤情况采取不同的处理方法。

(1)被酸或碱灼伤，应立即用大量水冲洗。酸灼伤用1％碳酸钠冲洗；碱灼伤用1％硼酸溶液冲洗，再用水冲洗。

(2)被溴灼伤，应立即用2％硫代硫酸钠溶液洗至伤处呈白色，然后用甘油加以按摩。

被金属钠以外的任何药品溅入眼内，应立即用大量水冲洗。冲洗后，如眼睛仍未恢复正常，应立即送往医院就医。

6. 眼睛的安全防护

在实验过程，佩戴合适的防护目镜。若有化学药品或酸、碱液溅入眼睛，应立即用大量水冲洗眼睛和脸部，并赶快到最近的医院治疗。若固体颗粒或碎玻璃进入眼内，不要揉眼睛，应立即去医院诊治。

7. 实验室常备的急救物品

(1)医用酒精、碘酒、创可贴、凡士林、鞣酸油膏、烫伤膏、硼酸溶液(1％)、碳酸氢钠溶液(1％)、硫代硫酸钠溶液(2％)等。

(2)医用镊子、剪刀、纱布、药棉、绷带等。

二、阿司匹林合成

◉ 学习目标

知识目标：掌握阿司匹林合成理论知识。

能力目标：能够制订一般有机物合成方案、能够使用常用合成装置，能够进行实验协作、数据处理及常见实验问题处理。

素质目标：培养遵守规范、团结协作的团队合作精神。

◉ 任务书

以水杨酸、乙酸酐为原料，浓硫酸作催化剂，在实验室条件下制备阿司匹林。

任务实施

（一）任务分工

学生任务分配表

班级		组号		指导教师	
组长		学号			

组员	姓名	学号	姓名	学号

任务分工

（二）获取信息

引导问题1：阿司匹林有机合成过程，可能发生哪些副反应？写出反应式。

_____

_____

_____

_____

小提示 羧酸与醇在酸（如硫酸、氯化氢或苯磺酸等）催化下反应生成酯和水的反应称为酯化反应。酯化反应是可逆反应。

$$RCOOH + R'OH \rightleftharpoons RCOOR' + H_2O$$

酯化反应一般进行得较慢，催化剂和温度在加速酯化反应速度的同时，也加速水解反应速度。加入除水剂，除去反应中产生的水有利于反应正向进行。

引导问题 2：从《中华人民共和国药典》(2020 版)中查得阿司匹林的相关资料。

_____

_____

_____

_____

小提示　在阿司匹林的合成过程中，乙酰化不完全或储存时保管不当都会导致阿司匹林水解，产生水杨酸，故药典规定检查游离水杨酸。在整个合成过程中，因铁质能使产品带有颜色，故应严格防止其掺入。

(三)工作计划

(1)制订工作方案。

工作方案表

步骤	工 作 内 容	负责人
1		
2		
3		
4		
5		
6		
7		
8		

(2)写出使用水杨酸、乙酸酐合成阿司匹林的原理。

_____

_____

_____

_____

(3)列出仪器、试剂清单。

仪器清单

序号	名称	规格与型号	单位	数量	备注

试剂清单

序号	名称	分子式	纯度等级	单位	数量

小提示　在强酸的催化下，羧酸可以与醇反应生成酯，该反应可逆进行。

$$RCOOH + R'OH \underset{\triangle}{\overset{H_2SO_4}{\rightleftharpoons}} RCOOR' + H_2O$$

酯化反应必须在酸催化及加热下进行，否则反应速率极慢。因为反应是可逆的，所以要提高酯的收率就需增加一种反应物的量。另一种方法是不断从反应体系中移去一种生成物以使平衡右移。

引导问题3：根据选用的仪器，画出合成装置图。

(四)进行决策

(1)各组派出代表阐述合成方案与注意事项。

(2)各组对其他组的方案提出自己的看法。

(3)教师结合大家完成的情况进行点评，选出最佳方案。

(五)工作实施

(1)前期准备。

①按清单准备仪器和试剂。

②清洗玻璃仪器，烘干备用。

③组装合成装置并试漏。

④在实验记录本上写明操作步骤，画好记录表格。

（2）阿司匹林的合成。

①酰化。

②抽滤。

③精制。

④杂质检查。

⑤鉴别。

（3）数据记录与处理。

_____

_____

_____

_____

_____

小提示 阿司匹林在合成过程中因乙酰化反应不完全，或在精制过程水解而产生水杨酸。游离水杨酸对人体有毒性，因此需加以控制。水杨酸的水溶液与三氯化铁在中性或弱酸性（pH4～6）条件下进行反应生成紫堇色配位化合物，反应极为灵敏。

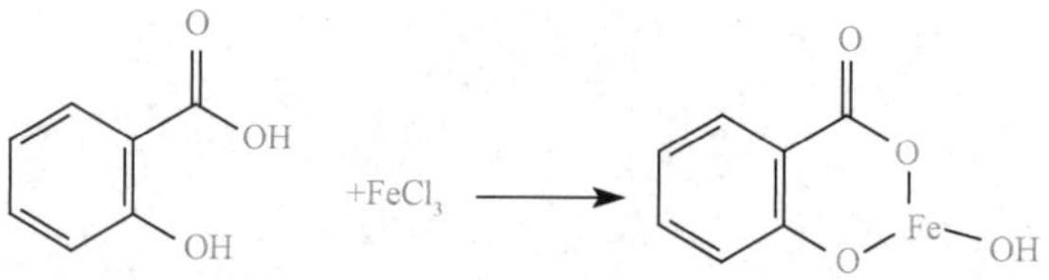

一般鉴别实验是依据某一类药物的化学结构或理化性质的特征，通过化学反应来鉴别药物的真伪，它只能证实该药物属于是某一类药物，而不能证实是哪一种药物。

◎ 评价反馈

各组展示本组的检验结果，介绍任务的完成过程。注意，在展示结果之前，应准备阐述材料，并完成评价表。

学生自评表

任　　务	完成情况记录
任务是否按计划时间完成	
相关理论完成情况	
仪器使用掌握情况	
试液配制完成情况	
数据处理完成	
任务完成情况	
自我评价	

学生互评表

序号	评价项目	小组互评	教师评价	总评
1	任务是否按时完成			
2	材料完成上交情况			
3	合成过程			
4	检验结果			
5	小组成员合作情况			

教师评价表

序号	评价项目	自我评价	互相评价	教师评价	综合评价
1	学习准备				
2	引导问题填写				
3	规范操作				
4	完成质量				
5	关键操作要领掌握				
6	完成时间				
7	过程管理				
8	参与讨论主动性				
9	沟通协作				
10	展示汇报				

注：评价等级分为 A(优秀)、B(良好)、C(及格)、D(努力)四个级别。

学习情境相关知识

　　羧酸与醇在酸催化下反应生成酯和水的反应称为酯化反应，该反应是可逆反应。酯化反应由羧酸分子中的羟基与醇羟基的氢结合脱水生成酯，在反应中羧酸的酰氧键断裂。实验表明，多数情况下酯化反应按酰氧断裂方式进行。其机理有多种，其中之一是碳正离子机理。

$$R-\overset{\overset{O}{\|}}{C}-O + H + HO + R' \longrightarrow R-\overset{\overset{O}{\|}}{C}-OR' + H_2O$$

三、旋光异构体拆分

学习目标

　　知识目标：掌握光学活性体理论知识。

　　能力目标：能够制订实验方案、拆分外消旋苦杏仁酸、处理数据及常见实验问题。

　　素质目标：培养严谨细致、尊重科学的工作态度。

◎ 任务书

在实验室条件下拆分合成的苦杏仁酸。

◎ 任务实施

(一)任务分工

学生任务分配表

班级		组号		指导教师	
组长		学号			

组员	姓名	学号	姓名	学号

任务分工

(二)获取信息

引导问题 1：什么是手性分子？试举出一例，并在方案讨论中向全体成员解释清楚。

_____

_____

_____

_____

小提示 在立体化学中，不能与镜像叠合的分子叫作手性分子。分子中原子的连接次序和方式是分子的构造。而原子的空间排列方式是分子的构型。构造一定的分子，可能有不止一种构型。凡是手性分子，必有互为镜像的构型。互为镜像的两种构型的异构体叫作对映体。

引导问题 2：合成的苦杏仁酸有无旋光性，为什么？写出苦杏仁酸的结构式、理化性质。

小提示 让普通光通过尼科尔(Nicol)棱镜，得到只在一个方向上振动的光，称为偏振光。当偏振光通过某种介质时，光的振动方向发生旋转，这种能旋转偏振光振动方向的性质叫作旋光性。具有旋光性的物质叫作旋光物质或光活性物质。

(三)工作计划

(1)制订工作方案。

工作方案表

步骤	工作内容	负责人
1		
2		
3		
4		
5		

(2)写出拆分外消旋体的原理。

(3)列出仪器、试剂清单。

仪器清单

序号	名称	规格与型号	单位	数量	备注

序号	名称	分子式	纯度等级	单位	数量

小提示 能使偏振光的振动方向向右旋的物质叫作右旋物质，用"d"或"＋"表示；用"l"或"－"表示左旋。偏振光振动方向的旋转角度叫作旋光度，用"α"表示。旋光物质的旋光方向和旋光度可以用旋光仪进行测定。

引导问题3：根据实验方案选用仪器，并画出设备装置图和实验流程图。

_____

_____

_____

_____

(四)进行决策

(1)各组派出代表阐述合成方案、注意事项。

(2)各组对其他组的方案提出自己的看法。

(3)教师结合大家完成的情况进行点评，选出最佳方案。

(五)工作实施

(1)前期准备。

①按清单准备仪器和试剂。

②熟悉仪器的使用，并调试、校准仪器备用。

③组装合成装置并试漏。

④在实验记录本上写明操作步骤，画好记录表格。

(2)外消旋苦杏仁酸的拆分。

①成盐。

②拆分。

③精制。

④测定。

(3)数据记录与处理。

_____

_____

_____

_____

◎ **评价反馈**

各组展示本组的检验结果，介绍任务的完成过程。在展示结果之前，应准备阐述材料，并完成评价表。

学生自评表

任　　务	完成情况记录
任务是否按计划时间完成	
相关理论完成情况	
仪器使用掌握情况	
试液配制完成情况	
数据处理完成	
任务完成情况	
自我评价	

学生互评表

序号	评价项目	小组互评	教师评价	总评
1	任务是否按时完成			
2	材料完成上交情况			
3	合成过程			
4	检验结果			
5	小组成员合作情况			

教师评价表

序号	评价项目	自我评价	互相评价	教师评价	综合评价
1	学习准备				
2	引导问题填写				
3	规范操作				
4	完成质量				
5	关键操作要领掌握				
6	完成时间				
7	过程管理				
8	参与讨论主动性				
9	沟通协作				
10	展示汇报				

注：评价等级分为 A（优秀）、B（良好）、C（及格）、D（努力）四个级别。

学习情境相关知识

　　一对对映异构体的理化性质基本相同，但旋光性不同。常规的分离方法不能将它们分开。将外消旋体与某化合物反应成盐，生成的两个盐不再是对映体，可以利用物理性质（如溶解度）的不同加以分离。

　　由旋光仪测得的旋光度与物质的结构有关，也与测定条件有关。为了比较不同物质的旋光性，必须明确溶液浓度和盛液管的长度。规定溶液的浓度为 1 g/mL，盛液管长度为 1 dm，在此条件下测得的旋光度称为比旋度，用 $[\alpha]$ 表示。比旋度只决定于物质的结构。各种化合物的比旋度是其特有的物理常数。

四、对乙酰氨基酚制备

学习目标

知识目标：掌握对乙酰氨基酚合成的化学理论知识。

能力目标：能够制订实验方案，能够进行对乙酰氨基酚合成操作。

素质目标：培养勤奋钻研、勇于进取的工作态度。

任务书

以硝酸钠、硫酸、氢氧化钠为原料，在实验室条件下制备对乙酰氨基酚。

任务实施

（一）任务分工

学生任务分配表

班级		组号		指导教师	
组长		学号			

组员	姓名	学号	姓名	学号

任务分工

（二）获取信息

引导问题 1：有取代基苯环的硝化反应如何进行？

_____

_____

_____

小提示　以硫酸为催化剂，单环芳烃与硝酸反应，可将硝基引入苯环。

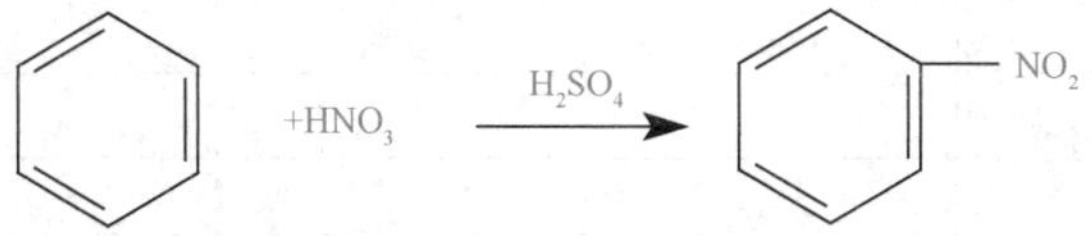

引导问题 2：如何在硝基苯的对位引入氨基？

_____

_____

_____

_____

小提示　一元取代苯环上基团，对第二个取代基进入苯环上的位置有直接影响。这样的取代基可分为两类：①邻对位定位基：这类取代基使第二个取代基进入苯环上它们的邻位和对位，包括—O^-、—NH_2、—NHR、—NR_2、—OH、—OCH_3、—$NHCOCH_3$、—$OCOR$、—C_6H_5、—CH_3、—X 等。②间位定位基：这类取代基使第二个取代基进入苯环上它们的间位，包括—$N(CH_3)_3$、—NO_2、—CN、—$COOH$、—SO_3H、—CHO、—COR 等。

（三）工作计划

（1）制订工作方案。

工作方案

步骤	工　作　内　容	负责人
1		
2		
3		
4		
5		

（2）写出由苯酚制备对乙酰氨基酚的反应式。

_____

_____

_____

_____

（3）列出仪器、试剂清单。

仪器清单

序号	名称	规格与型号	单位	数量	备注

试剂清单

序号	名称	分子式	纯度等级	单位	数量

引导问题3：根据实验方案选用仪器，并画出设备装置图和实验流程图。

_____

_____

（四）进行决策

（1）各组派出代表阐述合成方案、注意事项。

（2）各组对其他组的方案提出自己的看法。

（3）教师结合大家完成的情况进行点评，选出最佳方案。

（五）工作实施

（1）前期准备。

①按清单准备仪器和试剂。

②清洗玻璃仪器，烘干备用。

③组装合成装置并试漏。

④在实验记录本上写明操作步骤，画好记录表格。

（2）对乙酰氨基酚的制备。

①4-硝基苯酚的制备。

②4-氨基苯酚的制备。

③对乙酰氨基酚的制备。

④熔点测定。

（3）数据记录与处理。

_____

_____

◎ **评价反馈**

各组展示本组的检验结果，介绍任务的完成过程。在展示结果之前，应准备阐述材料，并完成评价表。

学生自评表

任　　务	完成情况记录
任务是否按计划时间完成	
相关理论完成情况	
仪器使用掌握情况	
试液配制完成情况	
数据处理完成	
任务完成情况	
自我评价	

学生互评表

序号	评价项目	小组互评	教师评价	总评
1	任务是否按时完成			
2	材料完成上交情况			
3	合成过程			
4	检验结果			
5	小组成员合作情况			

教师评价表

序号	评价项目	自我评价	互相评价	教师评价	综合评价
1	学习准备				
2	引导问题填写				
3	规范操作				
4	完成质量				
5	关键操作要领掌握				
6	完成时间				
7	过程管理				
8	参与讨论主动性				
9	沟通协作				
10	展示汇报				

注：评价等级分为 A(优秀)、B(良好)、C(及格)、D(努力)四个级别。

思考题

1. 第一步反应产物可通过简单蒸馏分离，2-硝基苯酚挥发在蒸气中，而4-硝基苯酚不是，为什么？

2. 第二步反应中硝基还原反应中的催化剂起什么作用？

3. 为什么使用碳酸氢钠而不是碳酸钠或氢氧化钠来调节反应混合物呈碱性？

五、药品服务

学习目标

知识目标：掌握常见疾病症状及用药指导。

能力目标：能够对常见疾病指导用药。

素质目标：培养严谨、负责的职业素养。

任务书

根据附件材料，对进店顾客进行问病荐药和健康教育。

任务实施

(一)任务分工

学生任务分配表

班级		组号		指导教师	
组长		学号			

组员	姓名	学号	姓名	学号

任务分工

(二)获取信息

引导问题 1：写出感冒类型及主要症状。

_____

_____

_____

小提示　感冒在一年四季均可发生，以冬季、春季为多。儿童、老年人、营养不良、体质虚弱、妊娠期妇女、疲劳和生活规律紊乱者均为易感人群。

感冒的病原微生物有鼻病毒、腺病毒、柯萨奇病毒、冠状病毒、副流感病毒、流感病毒等。感冒的传播途径有以下途径：直接接触传播、感冒患者的呼吸道分泌物传播、飞沫传播。

(三)工作计划

(1)制订工作方案。

工作方案表

步骤	工 作 内 容	负责人
1		
2		
3		
4		
5		
6		

(2)写出问病荐药的流程。

_____

_____

_____

_____

_____

_____

(3)列举出常见感冒药成分名称及作用。

_____

_____

_____

_____

_____

_____

_____

小提示　感冒的常见症状有咳嗽、打喷嚏、四肢痛、发热等，血常规检测结果的白细胞计数项因感冒类型有相反的指向。除常见症状外，在某些类型的感冒中，患者会出现恶心、呕吐、腹泻、腹痛等肠道症状。

引导问题2：写出在药品零售中应具备的商务礼仪。

_____

_____

_____

_____

_____

（四）工作实施

1. 前期准备

（1）根据工作方案进行任务分配。

（2）各成员完成各自任务。

（3）组内讨论，同伴之间互相学习。

（4）准备好笔、记录本。

2. 答题

（1）阅读背景材料。

（2）完成答题。

（3）检查无误提交。

3. 现场实操

（1）组内讨论，分派角色。

（2）模拟场景完成问病荐药及健康教育。

（3）教师打分并组织讨论、总结。

小提示　感冒属于自愈性疾病，治疗以对症为主，缓解各种症状。在对患者进行药物推荐时，应熟知感冒药中各种成分的适用症状，以及禁忌证和注意事项。

◎ 评价反馈

各组展示本组的结果，介绍任务的完成过程。在展示结果之前，应准备阐述材料，并完成各种评价表的填写。

学生自评表

任　务	完成情况记录
任务是否按计划时间完成	
相关理论完成情况	
答题完成情况	
实操完成情况	
任务完成情况	
自我评价	

组内成员互评表

序号	评价项目	小组互评	教师评价	总评
1	任务是否按时完成			
2	材料完成上交情况			
3	答题过程			
4	实操过程			
5	小组成员合作情况			

教师评价表

序号	评价项目	自我评价	互相评价	教师评价	综合评价
1	学习准备				
2	引导问题填写				
3	答题				
4	实操				
5	完成时间				
6	参与讨论主动性				
7	沟通协作				
8	展示汇报				

注：评价等级分为 A(优秀)、B(良好)、C(及格)、D(努力)四个级别。

思考题

患者，男，58 岁，近 2 天因空调使用过度导致受凉，出现头痛、流涕、鼻塞、打喷嚏、低热、畏寒、轻微咳嗽等症状，故自行到药房购买感冒药物。经询问，患者无其他不适，患高血压 4 年，还患青光眼，没有药物过敏史，也没有看过医生，患者每天开车上下班。

根据患者的情况，向其推荐药物及进行健康教育。

附录

药品名称索引

中文名称

参 考 文 献

[1]尤启冬. 药物化学[M]. 8 版. 北京：人民卫生出版社，2016.

[2]葛淑兰，张彦文. 药物化学[M]. 3 版. 北京：人民卫生出版社，2019.

[3]李志裕. 药物化学[M]. 南京：东南大学出版社，2006.

[4]朱裕贞，苏小云，路琼华. 工科无机化学[M]. 2 版. 上海：华东理工大学出版社，1993.

[5]徐寿昌. 有机化学[M]. 2 版. 北京：高等教育出版社，1993.

[6]汪小兰. 有机化学[M]. 5 版. 北京：高等教育出版社，2017.

[7]王润玲. 药学专业化学实验Ⅱ：有机化学、药物化学、天然药物化学[M]. 北京：人民卫生出版社，2008.

[8]顾觉奋. 抗生素[M]. 上海：上海科学技术出版社，2001.

[9]迪尔米德·杰弗里斯. 阿司匹林传奇[M]. 暴永宁，王惠，译. 北京：三联书店，2010.

[10](美)巴里·E. 齐格尔曼，戴维·J. 齐格尔曼. 危险的杀手：微生物简史[M]. 武庆洁，蔡晔，迟少鹏，译. 北京：文化艺术出版社，2003.

[11]人力资源和社会保障部教材办公室，中国就业培训技术指导中心上海分中心，上海市职业培训研究发展中心组织. 医药商品购销员：四级[M]. 北京：中国劳动社会保障出版社，2010.

[12]王箴. 化工辞典[M]. 4 版. 北京：化学工业出版社，2000.

[13]国家药典委员会. 中华人民共和国药典(2020 年版)[M]. 北京：中国医药科技出版社，2020.